Reiki
del
Arco Iris

Si este libro le ha interesado y desea que lo mantengamos
informado de nuestras publicaciones, puede escribirnos a
comunicacion@editorialsirio.com,
o bien registrarse en nuestra página web:
www.editorialsirio.com

Título original: RAINBOW REIKI
Traducido del alemán por Editorial Sirio
Diseño de portada: Editorial Sirio, S.A.

© de la edición original
Schneelöwe Berlagsberatung & Verlag
Publicado con autorización de
Schneelöwe Verlagsberatung & Verlag
8955 Aitrang - Alemania

© de la presente edición
EDITORIAL SIRIO, S.A.

EDITORIAL SIRIO, S.A.	NIRVANA LIBROS S.A. DE C.V.	ED. SIRIO ARGENTINA
C/ Rosa de los Vientos, 64	Camino a Minas, 501	C/ Paracas 59
Pol. Ind. El Viso	Bodega n° 8,	1275- Capital Federal
29006-Málaga	Col. Lomas de Becerra	Buenos Aires
España	Del.: Alvaro Obregón	(Argentina)
	México D.F., 01280	

www.editorialsirio.com
sirio@editorialsirio.com

I.S.B.N.: 978-84-7808-439-5
Depósito Legal: MA-287-2014

Impreso en Imagraf

Cualquier forma de reproducción, distribución, comunicación pública o transformación de esta obra solo puede ser realizada con la autorización de sus titulares, salvo excepción prevista por la ley. Diríjase a CEDRO (Centro Español de Derechos Reprográficos, www.cedro.org) si necesita fotocopiar o escanear algún fragmento de esta obra.

Walter Lübeck

Reiki
del
Arco Iris

editorial Sirio, s.a.

El reiki es un eficaz sistema de curación y un estímulo para el crecimiento psíquico y espiritual. Sin embargo, siempre que se sospeche que pueda haber un trastorno serio de salud, su aplicación no debe ser un modo de sustituir las consultas con el médico, naturópata o psicoterapeuta. La medicina natural, de la que el reiki forma parte, no pretende suplantar a la medicina ortodoxa, sino complementarla y ayudar en todos aquellos casos donde no sea suficiente.

Las informaciones que ofrezco son el fruto de meticulosas investigaciones. No deben interpretarse como instrucciones de diagnóstico y terapia para las consultas médicas. Solo pretendo aumentar los conocimientos técnicos y metódicos de las personas interesadas en el reiki. Las transmito según mi leal saber y entender. No obstante, el autor y la editorial declinan toda responsabilidad ante cualquier daño que pueda resultar de su aplicación y utilización directa o indirecta.

El hecho de que las ilustraciones muestren personas desnudas se debe a que de esa forma es posible distinguir más claramente el lugar exacto donde hay que colocar las manos, aparte de que transmiten mejor la atmósfera de proximidad, libertad y amor que irradia el reiki. Esto no significa que el reiki tenga que aplicarse a personas desnudas. La realidad es que quienes participan en los seminarios están siempre vestidos.

Introducción

> El progreso es la realización de las utopías.
>
> Oscar Wilde

Hace ya más de veinte años que el reiki o, mejor dicho, el sistema Usui del reiki, penetró en mi vida. Muchas cosas han ocurrido desde entonces. En ocasiones, cuando evoco las numerosas e intensas experiencias que he tenido, me invade la sensación de haber vivido el equivalente a cien años durante este relativamente pequeño espacio de tiempo. Sin embargo, a veces también me siento como si acabara de entrar en contacto con este extraordinario sistema de trabajo energético, particularmente cuando, tras un periodo de investigación, descubro una aplicación nueva de la energía vital universal.

No deja de sorprenderme la cantidad de aplicaciones de la fuerza reiki que aparecen continuamente. Los contactos profundos y asiduos con la energía vital que me procuran las miles de iniciaciones, la investigación y las terapias, me hacen experimentar con una gran intensidad y del mismo modo tanto los momentos culminantes de mi vida como sus abismos. El reiki me transmite el vigor que preciso para hacer aquello que es realmente importante y me orienta —si yo lo deseo— adecuadamente para que encuentre el sendero hacia aquellas experiencias vitales que necesito.

Por un lado, la formidable energía vital universal se ha convertido para mí en algo cotidiano, hasta el punto de que muchas veces, mientras duermo, aplico sus mantras y símbolos, y me doy reiki en sueños. Así me lo cuenta mi mujer por la mañana, divertida. Por el otro lado siento que, en el fondo, aún es muy poco lo que sé. A medida que se amplían mis conocimientos sobre la energía vital y sobre el trabajo energético en general, voy tomando conciencia de la infinidad de fantásticas aplicaciones que todavía esperan ser descubiertas. Hay tantas cuestiones que permanecen sin resolver... No puedo detener mis investigaciones. No me basta con saber que una técnica determinada funciona, mi sentido de la responsabilidad me exige que comprenda *cómo* funciona, que indague por qué surte efecto en ciertas circunstancias y en otras no, que averigüe qué es lo que estoy haciendo exactamente. Transmito a mis alumnos los resultados de mis expediciones por el mundo del reiki por medio de cursillos de perfeccionamiento de primer, segundo y tercer grado, y me produce una gran alegría tener noticias de sus magníficas experiencias al aplicar las nuevas técnicas. Los comentarios que recibo procedentes de este círculo entusiasta de practicantes del reiki son muy estimulantes: me inspiran ideas novedosas e interesantes y me empujan a profundizar en mi entendimiento de las reglas por las que se rige la energía vital universal.

A menudo hay gente que me relata sus experiencias con una aplicación que yo he creado: las esencias reiki, que pretenden enriquecer permanentemente algunas sustancias básicas —como el agua o el azúcar—, mediante patrones energéticos extraídos del mundo vegetal, animal, mineral o directamente de la esfera etérica y empleando una técnica del segundo grado.

INTRODUCCIÓN

Hallarás algunos informes muy expresivos acerca de este tema, elaborados por naturópatas de sexo femenino, en el apéndice 2.

Expliqué detalladamente las bases del tradicional sistema Usui del reiki en mis tres primeros libros. En "Las cartas de la energía chakra" que, dicho sea de paso, se pueden utilizar bastante bien incluso sin el concurso de la energía vital y pese a que fueron desarrolladas para mis alumnos de segundo grado, describí algunas interesantes y recientes aplicaciones capaces de estimular la creatividad individual de cada uno de los practicantes del reiki.

Los métodos que expongo en las páginas siguientes constituyen una pequeña –aunque exquisita– porción de mis investigaciones, las cuales rebasan ampliamente el marco de las técnicas originales y el saber tradicional del reiki*.

En este libro encontrarás, por lo tanto, la vanguardia de la investigación en el campo del reiki. Con el transcurso de los años he elaborado un complejo sistema al que denomino Reiki del Arco Iris. Su fundamento imprescindible es el sistema Usui, con sus métodos e iniciaciones, pero se adentra también en el terreno del trabajo energético, incluyendo además ciertas posibilidades de comunicación con los seres etéreos. Me decidí por el término arco iris porque la luz de esta hermosa obra de la naturaleza contiene todos los colores, y porque desde tiempos inmemoriales fue considerada como un puente de unión entre el cielo y la tierra, entre el hombre y el mundo etéreo. El Reiki del Arco Iris es un sistema de trabajo energético con el que se puede lograr prácticamente cualquier cosa que esté relacionada con las energías etéricas y con el que existen posibilidades de establecer contacto directo con los planos sutiles de este mundo. Además, me gusta el nombre, su sonido. Estas fueron, a grandes rasgos,

---

* A lo largo de siete años se acumula mucha información. Afortunadamente, dispongo de un potente ordenador, porque de lo contrario habría olvidado ya al menos la mitad de mis descubrimientos. La tecnología, cuando uno envejece, posee sus ventajas...

las razones por las que elegí la denominación de Reiki del Arco Iris para designar el nivel superior del trabajo con la energía vital universal.

Me he esforzado por recopilar una serie de métodos que sean interesantes y útiles en la vida cotidiana de los iniciados de primer y segundo grado. Las aplicaciones prácticas están complementadas por informaciones teóricas necesarias para comprender su funcionamiento y para fomentar la creatividad de cada cual al emplear el Reiki del Arco Iris.

El primer capítulo incluye una explicación pormenorizada de aquellas premisas éticas que, a mi juicio, deberían respetarse si se pretende trabajar de un modo constructivo con las energías sutiles en general y con las del Reiki del Arco Iris en particular. Nuestra vida no podrá ser auténticamente espiritual, ni podremos ser felices de un modo duradero, si no ponemos un empeño sincero en formar nuestro carácter y en emplear las energía sutiles de una manera justa y sabia. Esta parte del texto es, por lo tanto, el fundamento básico para la comprensión integral del Reiki del Arco Iris.

Léela atentamente y medita sobre ello, de manera que puedas encontrar un punto de vista ético y equilibrado acerca del empleo de las fuerzas sutiles, que es un trabajo que siempre debería realizarse en beneficio de todos los implicados. Si comprendes las reglas básicas obtendrás resultados inmejorables, pudiendo además adaptar los procedimientos a tus propias necesidades.

Finalmente voy a dar una información que facilite la comprensión de la estructura de este libro. En cierto modo recuerda a la de un holograma. Lo que leas en un capítulo no solo te servirá para entender mejor los siguientes, sino que también te ayudará a ampliar tus conocimientos y tus habilidades en relación con las técnicas y métodos descritos en los anteriores. Las explicaciones referentes a ciertos métodos e informaciones básicas se repiten en diversos puntos del texto. Con ello pretendo evitar que el lector tenga que hojear constantemente el libro, en busca, por ejemplo, de las instrucciones necesarias para un ejercicio determinado. Espero que esta forma de hacer las cosas no desanime a quienes ya sean expertos en la aplicación del Reiki del Arco Iris.

Al leer por primera vez ciertas partes del texto, quizás te parezcan complicadas. Las dificultades desaparecerán y todo se aclarará una vez que hayas reflexionado y tenido experiencias prácticas. No olvides que este es un trabajo muy avanzado, esto es, que ¡hay mucho que aprender en él!

Espero que su lectura te resulte amena e instructiva y que tus experiencias con el Reiki del Arco Iris te ayuden a realizarte y a ser muy feliz.

¡Que las fuerzas de la luz y del amor te acompañen!

Walter Lübeck

Capítulo I

LOS FUNDAMENTOS DEL REIKI DEL ARCO IRIS

Antes de adentrarnos en el mundo multicolor del Reiki del Arco Iris, construyamos un fundamento sólido para todas las experiencias que nos ofrece. A lo largo de este capítulo expondré sus principios, comenzando por...

EL SISTEMA USUI COMO FUNDAMENTO DEL REIKI DEL ARCO IRIS

El Reiki del Arco Iris se basa en el tradicional sistema Usui del Reiki, que es un método de curación a través de la imposición de manos, durante el que se transmite una forma especial, no polarizada, de la energía sutil. Fue el doctor Mikao Usui, un monje de origen japonés, quien lo redescubrió a finales del siglo XIX mientras buscaba el secreto de las milagrosas curaciones atribuidas a Jesucristo o a Gautama Buda.

En la biblioteca de un pequeño monasterio zen halló unos manuscritos de un desconocido discípulo del Buda en los que se describían con exactitud tanto las técnicas de curación energética como el modo de transmitírselas a otros. Sin embargo, este conocimiento teórico no bastó para que el Dr. Usui adquiriese la capacidad de realizar aplicaciones prácticas. Tuvo que ayunar y meditar durante veintiún días, de una manera especial y en un lugar de poder, hasta lograr conectarse con el flujo de la energía vital universal, convirtiéndose en el primer gran maestro reiki de los tiempos modernos.

Enseñó el método, al que denominó "sistema Usui de curación natural", por todo el Japón, hasta mediados los años veinte del siglo pasado. Su sucesor fue Chujiro Hayashi, un médico que introdujo el reiki en sus clínicas y lo aplicó con éxito en el tratamiento de todo tipo de enfermedades.

El sistema Usui llegó a Occidente a finales de los años treinta, de la mano de Hawayo Takata, que fue la discípula que Hayashi designó para ser su sucesora. Takata vivía en Hawai, como ciudadana americana de origen japonés. Comenzó enseñando allí y más tarde, también en el continente, iniciando a más de veinte maestras y maestros reiki. Tras su muerte, acaecida en 1980, el cargo de gran maestro recayó simultáneamente en dos mujeres: su nieta, Phylklis Lei Furumoto y su discípula e íntima amiga la doctora Barbara Webber-Ray. Las discrepancias entre ambas acerca de la enseñanza y su distinta forma de entender el reiki condujeron a la fundación de dos organizaciones independientes de maestros: The Reiki Alliance (Furumoto) y la T.R.T.A.I. (Webber-Ray).

En los años siguientes el reiki se fue extendiendo por todo el mundo con enorme rapidez. En la actualidad prácticamente no hay país que no cuente con un maestro o maestra. Tan solo en los países germanohablantes existían en mayo de 1994 medio millón de personas iniciadas en el sistema Usui y más de tres mil maestros que lo enseñaban.

Ahora bien, ¿qué es lo que se debe saber para poder aplicar los métodos del Reiki del Arco Iris, esto es, las técnicas avanzadas que se describen en este libro?*.

Requisitos de primer grado indispensables para practicar el Reiki del Arco Iris

Has de haber recibido cuatro iniciaciones realizadas por un maestro reiki de formación tradicional** en el marco de un seminario de primer grado. Estas iniciaciones abrirán en ti el canal adecuado para que fluya la fuerza vital –el reiki se encuentra en estado latente en cualquier ser humano–, harán que ese flujo se mantenga estable durante el resto de tu vida y te protegerán contra cualquier desarmonía que pudieras absorber en el curso de los tratamientos. Entre cada una de las cuatro iniciaciones debe transcurrir un mínimo de tres y un máximo de veinticuatro horas.

---

* Las condiciones que enumero en el epígrafe siguiente no constituyen una lista de los contenidos que deben enseñarse en los cursos de iniciación de los diversos grados reiki. Lo único que pretendo es aclarar cuáles son los requisitos imprescindibles para aplicar con éxito los métodos del Reiki del Arco Iris. Si deseas información acerca de los contenidos mínimos de los tres niveles de la formación reiki tradicional dirígete a Windpferd Verlag, Stichwort: Reiki-Checklisten, Postfach, D-87648 Aitrang, adjuntando un sobre con tu dirección y un cupón de respuesta internacional. También en mis libros: *Reiki, guía práctica del sendero del amor curativo*, *Reiki, el camino del corazón* y *Reiki, la farmacia en casa*, publicados por editorial Sirio, podrás encontrar una serie de descripciones detalladas acerca de las técnicas básicas del reiki, así como los conocimientos necesarios para aplicarlo correctamente.

**Un "maestro reiki de formación tradicional" es una persona que ha sido iniciada sucesivamente en los tres grados convencionales por un/a maestro/a que proceda directamente de los grandes maestros, desde Usui, pasando por Hayashi y Takata, hasta Furumoto o Webber-Ray, y que haya recibido la formación precisa para aplicar correctamente las iniciaciones.

Para iniciarse en cualquier grado reiki y aplicar sus métodos no es preciso pertenecer a ninguna religión ni profesar determinada fe ni llevar un cierto modo de vida. Todo esto es válido también, por supuesto, para el Reiki del Arco Iris.

En muchos casos, pasada la iniciación de primer grado, resulta útil dejar transcurrir de tres a cuatro semanas antes de retomar el reiki y continuar con el aprendizaje de nuevas técnicas. La práctica ha demostrado que se requiere cierto tiempo para asimilar plenamente las experiencias curativas, a menudo muy intensas, provocadas por la introducción al primer grado. En caso de duda observa tus reacciones internas. Así sabrás cuándo es el momento adecuado para que vuelvas a descubrir cosas nuevas.

Requisitos de segundo grado indispensables para practicar el Reiki del Arco Iris

Para poder emplear las "herramientas" del segundo grado –los tres símbolos y los tres mantras– debes haber sido iniciado por un maestro reiki de formación tradicional. Sin esa iniciación, los símbolos y mantras no servirían para movilizar y dirigir la fuerza vital, no serían más que signos, como las letras A, B o C, por ejemplo. Hay que saber de memoria los tres símbolos y sus correspondientes mantras, y tener experiencia práctica en la aplicación del tratamiento a distancia, la curación mental y las técnicas de potenciación del flujo energético.

Si reúnes estas condiciones, al menos las que se refieren al primer grado, podrás empezar a trabajar con el RR.

Por tu propio interés conviene que entiendas que los métodos explicados en este texto no surtirán ningún efecto si no has pasado por los correspondientes cursos de iniciación al reiki.

¿Cuáles son las leyes que rigen el Reiki del Arco Iris?

El Reiki del Arco Iris, al igual que el sistema Usui, del que es una extensión, y como cualquier otro sistema de trabajo energético, se rige por ciertas leyes. Son las siguientes:

1. El reiki es una energía apolar. No es ni yin ni yang. Las dos manos de cualquier individuo iniciado en el sistema tradicional transmiten automáticamente la misma vibración: la fuerza vital universal. Esto solo puede alterarse a través de la concentración: para transmitir otro tipo de energía junto a la fuerza vital necesitaremos concentrarnos profundamente. Cuando el contacto es directo no es posible interrumpir el flujo de la energía reiki.
2. El reiki estimula el desarrollo de los procesos vitales, sea quien sea el ser que entre en contacto con él. Su vigorizante efecto está relacionado con el grado de asimilación que posea la región corporal o psíquico-mental que haya sido tratada. Cuanto mayor sea la resistencia frente a la curación, más intensas serán las reacciones curativas. Esto puede compararse con el proceso de frenado de los automóviles: cuando los frenos de un vehículo entran en acción, la fricción provocada por el movimiento genera calor y abrasión. Del mismo modo, las reacciones sanadoras serán tanto más violentas cuanto más se aferre el sujeto a sus estructuras inarmónicas.

   Por reacciones sanadoras entendemos:

   – La desintoxicación en los planos físico, psíquico y etéreo.
   – La inseguridad y/o el debilitamiento pasajero producido por la reestructuración.

— El alto consumo de energía como consecuencia de las pérdidas causadas por la fricción y la reestructuración*.

3. El reiki es un tipo de energía que no sirve para compensar un déficit material o energético, ni para reducir un superávit de una forma *directa*.
4. Quien absorbe la fuerza vital es el Niño interior o conciencia corporal del receptor. Para que resulte efectiva es necesario que el terapeuta reiki o el receptor del flujo crean conscientemente en su existencia y en su acción.
5. Lo que determina en qué medida se absorbe la energía universal son las necesidades de vitalización del Niño interior del receptor, y también su confianza en el terapeuta, en la situación terapéutica en general y en la utilidad del tratamiento. Si el Niño interior ve con claridad cuál puede ser el interés de desarrollar una nueva conducta o un nuevo estado físico y/o anímico, cooperará en el proceso y aceptará la energía revitalizadora.
6. Para potenciar la acción del reiki se puede hacer lo siguiente:
    a) Utilizar los métodos de acrecentamiento energético característicos del segundo grado.
    b) Concentrar la atención del Niño interior en la región a tratar, por ejemplo mediante los suaves y reparadores masajes del método metamórfico**.
    c) Transmitirle al cliente una sensación de protección, hacerle sentir que puede depositar su confianza en el terapeuta y en el tratamiento.
    d) Suprimir aquellas energías y sustancias que impidan el desarrollo de los procesos vitales en el organismo del paciente, mejorar sus condiciones de vida con el

---
* Con respecto a las reacciones sanadoras, véase también el epígrafe correspondiente del capítulo VII.
** Véase la bibliografía, apéndice 5.

fin de estimular su evolución y armonizar aquellas convicciones, conductas, pautas mentales y bloqueos emotivos, que obstaculicen su espontaneidad.

e) Administrar directamente la fuerza vital a las diversas personalidades que alberga el ser humano, como el Niño interior o el Yo superior, además de tener muy en cuenta sus opiniones y necesidades a la hora de orientar la evolución del individuo.

f) Solicitar la protección, el apoyo y el consejo, de aquellos seres etéreos que posean los dones y los conocimientos adecuados para apoyar el tratamiento.

g) Estimular los procesos de reflexión sobre el sentido de la propia vida y sobre todo aquello que haya que aprender en un momento dado.

7. El reiki facilita la comunicación sutil a través de las técnicas del segundo grado.

8. Existen técnicas reiki que sirven para dirigir de modo indirecto las energías polarizadas.

9. Las aplicaciones mencionadas en los puntos 7 y 8 podrán emplearse cada vez más a medida que avance la evolución personal del canal reiki, esto es, a medida que se incremente su capacidad de amar, su consciencia y su disposición a asumir responsabilidades.

10. Al dirigir la fuerza reiki directamente sobre ciertas zonas del sistema energético sutil, o sobre determinados planos etéricos, se obtendrán resultados diferentes a los habituales, porque los principios activos que rigen estas operaciones son distintos.

11. Cuanto más se entiendan y se acepten los principios activos mencionados en el punto anterior, tanto más extenso y diferenciado podrá ser el trabajo energético realizado por el terapeuta al canalizar la energía vital hacia los planos sutiles.

12. La vida de un sujeto no será plenamente feliz ni su cuerpo se curará definitivamente hasta que su mente no acepte realmente la sanación y se disponga a realizar los ajustes precisos. Por ello, la regla es: "comienza por curar la mente, salvo que el cuerpo corra peligro".

¿QUÉ SE ENTIENDE POR SANACIÓN?

El término sanación engloba los más diversos conceptos. Como voy a emplearlo con frecuencia, quisiera evitar malentendidos. Voy a exponer mi propia interpretación, para que el lector sepa a qué me refiero exactamente.

LAS TRES ETAPAS DE LA SANACIÓN INTEGRAL

El desarrollo integral de un individuo, es decir, su sanación, sigue un proceso que se divide en tres etapas:

1ª) VERDAD

El individuo comienza a percatarse de la existencia de un factor material, psíquico-mental, emocional o energético, reprimido o disociado. Esto le permite trabajar en ello y abordar la desarmonía subyacente de una manera constructiva. Atreverse a resolver el problema es un requisito indispensable para dar el siguiente paso en la sanación integral.

2ª) AMOR

El individuo acepta emocionalmente el factor disociado y la nueva vitalidad emergente. Lo que antes era juzgado y rechazado se admite ahora con una disposición amorosa, de manera que vuelva a formar parte de los procesos vitales*. No es indispen-

---
* Esta actitud estimula los procesos de desintoxicación y las vibraciones reparadoras.

sable entender a fondo el problema, aunque lo cierto es que la comprensión facilita a menudo el complejo proceso de la aceptación de uno mismo, lo cual sí que es absolutamente necesario para que la sanación no se detenga. Los avances son posibles pese a que existan temores e inseguridades, la cuestión es no reprimirlos ni negarlos.

3ª) Conocimiento

Se produce la completa asimilación del significado del proceso evolutivo y se integran los factores disociados o reprimidos, de modo que aumentan los recursos necesarios para resolver los problemas vitales o para autorrealizarse. La persona ve con mayor claridad cuál es su camino personal y toma conciencia de la energía de que dispone para recorrerlo. Su vida cobra más sentido, se vuelve más alegre, simple y plena, sean cuales sean las condiciones externas.

Tras aclarar el concepto de sanación y describir cómo se desarrolla un proceso de sanación integral voy a explicar cuáles son, en mi opinión, los pilares indispensables de la evolución espiritual. El individuo que se halla inmerso en un proceso evolutivo integral desarrolla su potencial en relación con los tres recursos o cualidades que voy a tratar a continuación. El crecimiento armónico de la personalidad y la sanación física y psicomental del individuo no son posibles si este último no está dispuesto a trabajar y a desarrollar las tres cualidades, o si existe un desequilibrio importante en cuanto a su aceptación.

Los tres componentes de la auténtica evolución espiritual

El camino hacia Dios es el camino de la libertad. No se trata de liberarse *de* algo, sino de ser libre *para algo*, para acercarse a la corriente de la fuerza vital, desarrollar nuestra unicidad y contribuir a la evolución de todos aquellos que nos rodean.

Los tres criterios que siguen son característicos de la verdadera evolución espiritual y sirven para juzgar el valor y la utilidad de los libros, seminarios, doctrinas, etc., que se orientan hacia la cuestión del desarrollo integral de las personas*.

1. Capacidad de amar

Conforme van siendo eliminados los rasgos sintomáticos de la separación: el odio, la aversión, la intolerancia, la envidia, la codicia, los celos, la mentalidad jerárquica y orientada hacia la competencia, los sentimientos de venganza, la negación de las propias necesidades o de las propias particularidades físicas, psíquicas y mentales, se va acrecentando la capacidad de armonizarse. El desarrollo de la capacidad de amar se refleja en el hecho de que el individuo se va reconociendo cada vez más en los restantes seres de la creación y alcanzando un nivel espiritual, un nivel más elevado de armonía. Gracias a ello, se siente más contento consigo mismo y con el mundo, desarrolla una confianza primordial y entabla relaciones más fecundas.

2. Consciencia

Mejora la capacidad de percibir la creación y de diferenciar entre las distintas percepciones. Aumenta la comprensión del mundo y de sus interrelaciones, del engranaje inteligente de todas las cosas.

El crecimiento de la consciencia se manifiesta en el aumento de la sensibilidad, en un modo de enjuiciar las cosas bastante más sano, en la actitud comprensiva hacia otras formas de vida y en la paciencia y la entrega a cualquier proyecto constructivo

---

* Si me tomas en serio, esto es, si tratas de armonizarte con lo que digo, con mis ideas y opiniones, es importante que no las adoptes sin un examen crítico, porque yo soy tan falible como cualquiera. El mero hecho de que mis convicciones hayan sido imprimidas no significa que sean acertadas.

que beneficie a la colectividad. También se ve muy favorecida la comprensión intuitiva de las relaciones transpersonales*.

3. Responsabilidad respecto de los propios actos

Se potencia la disposición a asumir la responsabilidad de todo aquello que nos sucede en la vida, esto es, a admitir que cada cual es el causante, consciente o inconsciente, de sus propias circunstancias vitales, y que puede controlarlas. Este incremento de la responsabilidad se refleja en que se acrecienta la confianza en uno mismo y en los propios recursos. Se manifiesta con mayor claridad el talento que, en estado latente, posee cada individuo y se le abre la posibilidad de contribuir al bienestar de todos. Satisfaciendo activamente las propias necesidades, la salud de la persona se fortalece considerablemente, se eleva su nivel de felicidad cotidiana, rinde más en el trabajo, tiene más éxito y se conoce mejor a sí misma. Desarrollar la responsabilidad de los propios actos es requisito imprescindible para comprometerse, o para dejar de hacerlo.

Los tres puntos expuestos son absolutamente iguales en importancia. No es posible desarrollar uno de ellos sin hacer lo mismo con los dos restantes. Se trata de participar libremente en la evolución de todo lo creado, ejecutando así la voluntad divina de una forma individualmente satisfactoria.

---

* La palabra "transpersonal" significa, en este contexto, una forma de comprensión que trasciende tanto el momento como los acontecimientos y las interrelaciones directamente perceptibles. La percepción transpersonal permite ver lo que ocurre entre los bastidores del teatro de la vida; nos muestra con claridad los procesos de aprendizaje globales y las estructuras problemáticas, las opciones evolutivas sensatas y los obstáculos ocultos que impiden nuestro crecimiento. La visión transpersonal de la vida cotidiana es una aplicación práctica del esoterismo.

Reiki del Arco Iris

Principios del Reiki del Arco Iris válidos para el trabajo energético y para nuestra forma de vida personal

He establecido una serie de máximas que, aunque se basan en las reglas vitales de las grandes tradiciones espirituales –el sufismo, el taoísmo, las enseñanzas de Hermes Trismegisto, el chamanismo, el Zen, la doctrina Huna–, también llevan el sello de mis propias reflexiones y experiencias. Te ayudarán a determinar los objetivos concretos de tu trabajo energético y te permitirán comprobar con mayor facilidad si tus esfuerzos se han visto coronados por el éxito.

1. Todo se refleja en todo lo demás. Todo está interconectado.
   La individualidad aparente no es el producto de una carencia ni de la existencia única y extraordinaria de unas condiciones determinadas, sino que se debe al especial hincapié puesto en ciertas zonas concretas del conjunto y a su orden específico, característica esta última irrepetible, única e inconfundible.
2. Todo penetra en este mundo a través del principio femenino: los nuevos seres, las nuevas ideas, las energías, el poder divino. Por ello es preciso respetar, proteger y fomentar el lado femenino del todo*. El mayor poder femenino que conocemos es el de la madre Tierra, que es la mayor sanadora de este plano existencial: la energía

---

* "Recibir", "estar abierto a algo", "introducir algo en este mundo a través de un canal", son características típicamente femeninas. Quizás sea esta la razón de que en los seminarios sobre reiki haya tantas personas, tanto hombres como mujeres, capaces de asumir su vertiente femenina, o de que las iniciaciones reiki y el contacto frecuente con la energía vital universal fortalezcan tanto los aspectos femeninos de los seminaristas, que suelen volverse más flexibles, constructivos, emotivos e intuitivos.

fluye a través de su cuerpo, se dirige hacia los enfermos y necesitados, regula las desarmonías de acuerdo con el orden cósmico.
3. Los niños son el futuro. Hay que preservarlos de cualquier daño y procurar que se conviertan en adultos afectuosos, conscientes y responsables.
4. No hagas nada superfluo. No malgastes tus energías, no las derroches en asuntos absurdos. Haz todo lo necesario para que tu vida se despliegue siguiendo el sentido del orden cósmico, organízate con la máxima eficacia.
5. Tu visión del mundo refleja aquello que acostumbras a percibir. Suprime los filtros que te impiden que sea clara, o sea: doctrinas restrictivas, convicciones morales erróneas, temores, envidias, codicia, complejos de inferioridad, etc., y te acercarás cada vez más a una visión realista del mundo. Una vez que hayas entendido y asimilado lo anterior, te resultará más fácil superar los problemas que plantea la vida.
6. Quien sabe dar, puede recibir. Quien sabe decir "no" también es capaz de decir "sí".
7. El amor se manifiesta en una conducta positiva respecto a la vida y en la alegría de compartir lo creado con otros seres.
8. La energía vital se dirige hacia donde se centre la atención del Niño interior, esto es, de la consciencia corporal.
9. Sin entrega no hay poder. Sin servidores no hay amos.
10. La rabia, el dolor y la angustia señalan que es preciso ajustar el proceso vital a las verdaderas necesidades personales.
11. La espiritualidad nace de la experiencia práctica asimilada e integrada, intelectual y emocionalmente.
12. Lo que separa es causa de enfermedades, lo que une sana.
13. El goce de vivir es la energía que acerca a los hombres a Dios.

14. Los poderes etéricos no pueden ayudarte si no se lo pides, porque respetan escrupulosamente la libertad de cada ser.
15. El respeto y la gratitud eliminan la separación e invitan a la unión.
16. La energía emocional debe expresarse a través del cuerpo, para que no se generen nuevos bloqueos ni represiones.
17. La música, la danza y el canto, en el caso de que se alineen con las vibraciones naturales de las energías vitales, abren el corazón de quienes las practican a Dios y a su ayuda, y constituyen el último recurso a nuestra disposición para eliminar un bloqueo cuando ya nada surte efecto y el Niño interior aún no está dispuesto a aceptar el reiki.

Actuar con responsabilidad: un tema importante en el marco del Reiki del Arco Iris

Gracias a este libro, conocerás una gran cantidad de métodos bastante eficaces a la hora de trabajar con las energías. Con algo de ejercicio podrás hacer cosas que otras personas –que desconocen el Reiki del Arco Iris– considerarían posibles solamente en sueños. Los métodos del Reiki del Arco Iris han sido concebidos para que sanes –entendido esto en un sentido espiritual–, para estimular tu crecimiento personal y para favorecer tu cooperación afectiva y amistosa con los seres de los mundos sutiles: los ángeles, los devas, las fuerzas de la naturaleza, etc. Considero básico que este importante saber sea aplicado de un modo positivo por el mayor número posible de iniciados reiki; en esta época tan compleja, en la intersección entre las eras de Piscis y Acuario, nuestro mundo y sus numerosos y diversos habitantes necesitan apoyo con urgencia.

Todo el mundo es susceptible de beneficiarse de la utilización responsable de los métodos del RR. Sería muy problemático que fuesen empleados con fines egoístas, sin ningún respeto por la libertad ajena, bajo el impulso de la ambición, las ansias de poder o la soberbia personal. He meditado en profundidad acerca de esto y lo he consultado con mis maestros espirituales antes de decidirme a escribir este texto. Pero fui yo quien debió tomar la decisión definitiva y, como puede verse, lo hice "afirmativamente". Por medio de un libro se puede conectar con muchas más personas y con mucha mayor rapidez que a través de las conferencias y los seminarios. Tengo la intensa sensación de que muy pronto va a faltarnos tiempo para cambiar nuestra sociedad y nuestra forma de vida, y para organizarnos de un modo integral.

Te ruego que no ceses de examinar los motivos que te impulsan, en general, a realizar trabajos energéticos, y en particular a aplicar el Reiki del Arco Iris. Procura actuar en todo momento en beneficio de todos, desde una óptica integral. Haciéndolo así, se beneficiará tu carácter y se beneficiará la sociedad, y serás un buen ejemplo, que incitará a la reflexión. Por descontado que es imposible no fallar nunca, errar es humano, a veces se tiene un mal día o faltan los conocimientos precisos para obrar adecuadamente. Aquí tienes la oportunidad de colocarte al lado de quienes impulsan activamente el flujo de la divina corriente vital, de asegurarte el aliento de las fuerzas del amor y de la luz. Para lograr esto último suelo utilizar el *ritual del juramento luminoso*, descrito en mi libro *Aura Heilbuch* (Libro de la sanación del aura). Si te parece interesante, realízalo. Es una iniciación en el sentido de que tú mismo decidirás, conscientemente, ponerte de una forma activa y permanente al lado de las fuerzas positivas del universo. En este plano existencial, Dios solo nos tiene a nosotros. Decidiéndonos a cooperar con Él, a trabajar para que su creación se desarrolle positivamente, contribuiremos a acrecentar las vibraciones divinas de nuestro planeta y a imprimirle un rumbo positivo a los asuntos del mundo.

El ritual del juramento luminoso

Tómate un descanso de al menos una hora. Prepárate un baño perfumado con unas gotas de esencia de sándalo de origen natural. Lávate a fondo y conscientemente. Percibe el agua, el olor del sándalo. Relájate, disfruta del agradable calor que te envuelve. A medida que te lavas, sé consciente de que estás dejando atrás lo cotidiano y eliminando las vibraciones negativas de tu aura*. Al final, dúchate con agua templada. Envuélvete en un albornoz suave, provéete de una manta y retírate a una habitación donde nadie te moleste. Colócate de pie en el suelo, descalzo y con las piernas separadas –algo más que la anchura de tus hombros–. Alza las manos hacia el cielo, dobla ligeramente las rodillas y levanta un poco el rostro hacia arriba. Percibe el suelo bajo tus pies, ese suelo que te permite sentirte unido al resto de la creación. Permanece así durante unos momentos –el tiempo de unas respiraciones– plenamente consciente de la sensación. A continuación centra tu atención en el cielo, ese cielo que está sobre tu cabeza y desde el que constantemente penetra en ti la energía vital para ayudarte a evolucionar. Percibe este contacto durante varios ciclos respiratorios. Ahora concéntrate en tu respiración. Al inspirar visualiza una corriente de clara energía celestial que penetra a través de tu coronilla, inundando todo tu cuerpo, de la cabeza a los pies. Al espirar visualiza una corriente de oscura energía terrestre que irrumpe a través de tus plantas, invadiéndote por entero. Repite este ejercicio respiratorio

---

* Para que el ritual surta efecto no es necesario estar persuadido de su eficacia. Abriéndose a la experiencia y ejecutando los pasos de la manera indicada, funcionará tal y como se dice.

unas treinta veces, de manera lenta y consciente: te ayudará a equilibrar tus energías corporales y a establecer contacto con tu Niño interior*.

A continuación levántate y enciende tres velas: una de color claro para tu Yo superior**, otra de color oscuro para tu Niño interior y otra de color violeta para la parte consciente y racional de tu personalidad, tu Yo medio...

Ahora solo falta que enciendas un incienso de sándalo, para que su aroma te relaje y te facilite la comunicación con tu Niño interior, y terminar el ritual con la firma de un pacto entre tú y los poderes de la luz y del amor.

Coge una hoja en blanco –puedes subrayar la importancia del documento eligiendo un papel especial, hecho a mano por ejemplo–. Utiliza tinta violeta para escribir. Cuando todo esté preparado, reposa las manos un instante en tu regazo, cierra los ojos, siente tu respiración y di en voz baja: "Estoy equilibrado. Me concentro en mi interior. Ahora voy a tomar la decisión clara e inequívoca de abrir un nuevo y maravilloso capítulo de mi vida". Escribe:

---

* El Niño interior es una parte de tu personalidad, casi siempre inconsciente y en gran medida independiente del resto de tu mente. Es el responsable de las emociones, del trabajo energético activo y pasivo, de la vitalidad y del pensamiento integral. No comprende el lenguaje analítico de la razón. Puedes comunicarte con él mediante rituales, impresiones sensoriales, etc. Encontrarás más detalles acerca de esto en casi todos los capítulos de este libro, pero sobre todo en el IV.

** Tu Yo superior es otra parte independiente de tu personalidad, cuya función consiste, entre otras cosas, en velar para que sigas tu plan vital, para que tu experiencia se corresponda con lo que escogiste antes de nacer como tema o temas de aprendizaje a lo largo de tu encarnación en este mundo. Volveré, especialmente en el capítulo IV, sobre esta cuestión.

Mi juramento luminoso

Yo _____

nacido el _____ a las _____

(tu nombre completo)

(siempre que sepas la hora de tu nacimiento)

horas en_____, declaro libre e irrevocablemente que nunca emplearé las energías espirituales a las que voy a tener acceso para otra cosa que no sea el beneficio de todas las personas implicadas. Al utilizar mis poderes respetaré la libertad de todos los seres y solicitaré el consentimiento de todos aquellos que tengan algo que ver con el asunto. Os invoco, sublimes fuerzas de la luz y del amor para que seáis mis testigos, los guardianes de este pacto, os pido que me apoyéis en mis esfuerzos, que me ayudéis cuando lo necesite, que no me neguéis vuestro consejo cuando lo requiera, para que pueda cumplir mi propósito en esta vida.

Con la firma de este pacto me comprometo a dedicar mi desarrollo espiritual a los Poderes Universales de la Luz y del Amor, de manera irrevocable, agradeciéndoles con respeto su protección y su apoyo.

_____

(lugar, fecha)   (firma)

Realizar el juramento luminoso junto a un grupo de amigos que compartan tus ideas es una bella experiencia. Basta con hacerlo una vez. Sin embargo, yo suelo hacerlo casi siempre con todos aquellos que participan en mis seminarios de lectura del aura o que cursan conmigo los grados avanzados del Reiki del Arco Iris. Además de fortalecer la unión con los poderes de la luz y del amor, el ritual es un procedimiento eficaz de purificación espiritual cuya realización en ocasiones especiales aporta grandes beneficios e impulsa el desarrollo espiritual.

Una pequeña ayuda con objeto de que te resulte más fácil el aprendizaje

Los ejercicios de los capítulos siguientes a veces pueden resultar demasiado extensos. Aprenderás a practicarlos con más facilidad si grabas el procedimiento en algún soporte de audio, tal y como se describe, aunque lentamente y con las correspondientes pausas. Cuando desees hacer el ejercicio, escucha la grabación y asimila todo el proceso. Yo empleo este procedimiento cuando tengo que memorizar ejercicios de cierta extensión. La tecnología también tiene sus ventajas. En caso de que estudiéis en grupo, uno de vosotros puede ir leyendo lentamente las instrucciones mientras que los demás ejecutan los ejercicios.

*Quien es feliz puede hacer felices a otros,
y al hacerlo aumentará su propia felicidad.*

JOHANN LUDWIG WILHELM GLEIM

Capítulo II

SANAR EL AURA Y LOS CHAKRAS CON EL REIKI DEL ARCO IRIS*

A manera de introducción a la práctica de las terapias energéticas del Reiki del Arco Iris, voy a presentarte una serie de métodos que pueden aplicarse con las herramientas del primer grado. Su eficacia, no obstante, se acrecienta si se utilizan las técnicas del segundo grado. En el texto, *cuando* esto ocurre, he añadido la información pertinente.

¿QUÉ HACER ANTE LAS REACCIONES SANADORAS?

Lee este capítulo con calma y después, aprende a realizar los ejercicios. Invierte todo el tiempo que sea necesario para asimilarlos y captar sus profundos efectos. No te precipites, no trates

---

* He grabado un vídeo que explica detalladamente cada uno de los ejercicios que se exponen en este capítulo. Los interesados pueden contactar conmigo a través de Schneelöwe Verlagsberatung & Verlag, cuya dirección se menciona al final del libro.

de probarlo todo a la vez. Las aplicaciones, si las ejecutas tal como digo y si no padeces ninguna enfermedad física, psíquica o mental grave, no podrán hacerte ningún daño*. No obstante y debido al impulso que el Reiki del Arco Iris le proporciona a tu proceso evolutivo, podría suceder que sufrieras una especie de resaca energética, una reacción sanadora violenta.

Tras cada ejercicio, paséate durante media hora, o permanece sin hacer nada, sintiendo lo que ocurre en tu interior, poniendo a prueba las energías que se han liberado al eliminar los bloqueos. También puede ser beneficioso comer algo ligero, pintar lo que has sentido o bailar, con objeto de expresar tus motivaciones de manera constructiva. Bajo ningún concepto debes iniciarte en el trabajo energético del Reiki del Arco Iris si estás estresado, acuciado por la falta de tiempo o sometido a las exigencias de un rendimiento extremo. El estrés reduce considerablemente el flujo de las energías sutiles, además de disminuir el control que podemos ejercer sobre ellas.

¿Tienes amigos que compartan tus ideas y tus preocupaciones...? ¿Por qué no creáis un grupo de autoconocimiento basado en el Reiki del Arco Iris? Practicar los ejercicios junto a otras personas es sumamente agradable y facilita bastante el aprendizaje.

Si sientes molestias, como dolores de cabeza, vértigo, sensación de irrealidad, etc., durante o después de haber realizado un ejercicio y pese a haberlo hecho correctamente, quizás sea por causa de la energía que se libera al armonizar total o parcialmente un bloqueo, una energía que aún no halla el camino hacia sus correspondientes esferas de acción.

---

* Si estás gravemente enfermo no deberías hacer ninguna clase de ejercicio relacionado con las energías vitales. Tampoco debes intentar curarte solo, sino acudir a un médico que trabaje de un modo integral. Hasta que no hayas recobrado tus fuerzas, no sigas ningún método curativo sin consultarlo con tu médico.

Se puede favorecer la integración de esta energía en la estructura energética tratando, durante algunos minutos, las zonas anteriores de las plantas de los pies. En los casos más graves es conveniente alternar este tratamiento con el de la región umbilical. La respiración ha de hacerse con el Hara, que es un centro de conexiones –no un chakra– energéticas que se halla justamente bajo el ombligo, en la línea central del cuerpo. No te olvides de practicar los ejercicios mencionados más arriba – pasear, comer, bailar, etc.– cuando remitan los síntomas.

La "armonización de los chakras", que es una técnica básica en la iniciación de primer grado, también es efectiva. Consiste en aplicar sucesivamente la fuerza reiki a los chakras primero y sexto, segundo y quinto y tercero y cuarto, durante unos tres minutos en cada caso. Si has recibido la iniciación de segundo grado prueba a realizar una sanación mental, repitiendo insistentemente alguna afirmación relacionada con la "armonización de las energías".

Cuando las reacciones sanadoras se repitan con frecuencia, convendrá que el individuo desista de participar en los trabajos energéticos hasta que un médico integral haya diagnosticado las causas.

Cómo reaccionar ante las desarmonías que te transmiten los pacientes

Antes y después de cada sesión de terapia energética lávate a fondo las manos, hasta más arriba de las muñecas, y con jabón. Despréndete, junto con el paciente, de cualquier adorno metálico –reloj, anillos, cadenas, etc.–. Si adviertes que tu aura ha absorbido algún patrón energético procedente del paciente, dúchate concienzudamente durante un rato, con agua templada. Si esto te sucede con frecuencia deberás aclarar qué es lo que te empuja hacia el sufrimiento. Cambia conscientemente ese deseo, has de desear sentirte a gusto. Tardarás algún tiempo hasta integrar esta convicción en tu personalidad, pero cuando lo consigas habrás dado un paso importante en tu camino evolutivo. Aprende a respetar tus límites emocionales y descubre por qué no querías hacerlo anteriormente. Reduce tu estrés y cobra nuevas fuerzas, aliméntate de una forma más sana, duerme lo suficiente, imprímele a tu vida un ritmo regular, haz ejercicio –no competitivo– y satisface tus restantes necesidades físicas. Cuida tus chakras primero, tercero y quinto, dándoles reiki a través de las gemas curativas correspondientes y procura estabilizarte emocionalmente. Medita sobre cómo aplicar en la práctica el principio de la "responsabilidad de los propios actos".

Las iniciaciones reiki te protegen frente al hecho de que las desarmonías procedentes de otras personas penetren en tu sistema energético en el transcurso de las sesiones terapéuticas, provocando los típicos "trastornos del terapeuta". Sin embargo, la percepción de energías foráneas no se interrumpe, y esto puede resultar muy molesto cuando no procuramos eliminar de nuestra aura (sistema energético externo, responsable de la comunicación con los demás) los patrones perturbadores, o cuando los retenemos inconscientemente. Todo aquello que favorezca el flujo natural de las energías del aura, todo aquello que fortalezca y estabilice su estructura, como por ejemplo el crecimiento personal, contribuirá a que controlemos y dirijamos más correctamente las energías provenientes del exterior.

El contenido de este epígrafe es válido, en un sentido amplio, para todo el libro, esto es, para cualquier clase de trabajo energético con el reiki.

Bien, ¡por fin comienza la parte práctica!

Ejercicio 1:
Desarrollo de los chakras mediante el procedimiento de la bola energética

Descubrí la bola energética cuando estaba buscando un método sencillo, que fuese a la vez intenso y suave, para armonizar los chakras, un método capaz de penetrar hasta en sus rincones más ocultos.

Otros métodos, además de ser más superficiales, pueden generar un desorden considerable, por lo que solo los expertos son capaces de manejarlos adecuadamente. La técnica reiki de la bola energética posee una eficacia contrastada, sus resultados son excelentes incluso frente a los bloqueos más duros. Nada es mejor a la hora de regenerar nuestras reservas energéticas, por ejemplo cuando regresamos de trabajar, de entrenarnos o de realizar cualquier otra actividad que consuma una gran cantidad de energía. También puede aportarles grandes beneficios a tus plantas y a tus gemas. La técnica de la bola energética es igualmente capaz de impregnar de energía un vendaje, un pañuelo, o cualquier otra cosa que desees utilizar como compresa contra un dolor de cabeza o de estómago; sirve para curar lesiones, contusiones, heridas, para aliviar las náuseas, cargar de energía el agua, las pomadas o los aceites curativos. Tú mismo, tras experimentar con ella, le encontrarás numerosas aplicaciones.

Primer paso: preparación de la bola energética

Antes de aplicar la bola energética a otras personas, has de crearla.

Levanta las manos a la altura del corazón, a unos treinta centímetros de tu cuerpo. Manténlas separadas, de veinte a treinta centímetros, con las palmas hacia dentro, como si sujetaras una pelota. Aguarda un momento, siente cómo la energía se acumula entre tus manos, aumentando de volumen y de potencia. Ahora mueve las manos con suavidad, de un modo similar a

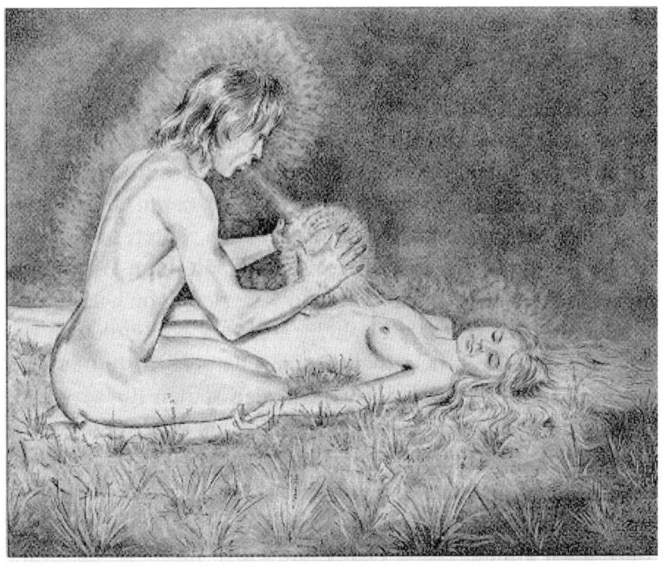

La bola energética reiki, una nueva forma terapéutica para los chakras

la hierba que se mece con la brisa, ampliando ligeramente la distancia que existe entre ellas, alejando primero una, luego la otra, etc. Percibe el constante crecimiento de la potencia acumulada, la resistencia de la bola energética reiki cuando intentas juntar un poco las manos. Debes mantener siempre las palmas hacia dentro, a una distancia máxima de unos cuarenta centímetros aproximadamente y sin que lleguen a tocarse.

Segundo paso: aplicación de la bola energética
   Variante a:
   Continúa sujetando la bola energética entre las palmas de tus manos y manteniéndolas separadas entre veinte y treinta centímetros. Sin variar la postura, acerca la bola a uno cualquiera de los seis chakras inferiores* de tu compañero/a de ejercicio.

---
* No debes trabajar con el séptimo chakra, situado en la coronilla, hasta que no tengas suficiente experiencia con el trabajo energético en general y concretamente con este ejercicio. Los efectos pueden ser excesivamente intensos

Sopla la bola, de modo suave y continuado, en la dirección del chakra elegido, hasta que hayas exhalado por completo. Repite el proceso al menos dos veces más. En caso de que no tengas experiencia con este ejercicio ni conozcas las reacciones de tu compañero, no soples más de seis o siete veces. Mientras lo haces, piensa en la energía que estás moviendo con la fuerza de tu aliento y en el efecto que va surtiendo sobre el chakra. Tras cada soplo, pregúntale a tu compañero por sus sensaciones. Si surgieran desarmonías de envergadura, desarmonías persistentes, ayuda a tu compañero a conectarse con la tierra mediante alguno de los ejercicios que se han descrito al comienzo de este capítulo.

Variante b:
Aproxima la bola energética reiki lentamente y tanto como puedas al chakra escogido. Durante tus primeras experiencias no prolongues el contacto más allá de unos treinta segundos. Pídele a tu compañero que sea consciente de sus sensaciones. Si fuera necesario, conéctalo con la tierra.

También es posible acercar la bola energética reiki desde el costado hasta el lugar deseado, sujetándola con una mano puesta por delante y la otra por detrás del cuerpo de tu compañero/a. Para que se mantenga intacta, has de procurar sostenerla entre las palmas y mecerla suavemente.

Importante: si en algún momento separas las manos y las empleas en otra cosa, por ejemplo en administrarle reiki a tu compañero en las plantas de los pies o en armonizar sus chakras, para seguir trabajando con esta técnica tendrás que volver a crear una nueva bola energética.

---

cuando las energías que se liberan en esta región no consigan fluir libremente hacia otras partes donde existan bloqueos no eliminados. Además, tampoco es necesario trabajar con el séptimo chakra, porque su estado depende del funcionamiento de los seis chakras principales restantes: si están bien, el chakra de la coronilla no tendrá problemas. Esta regla no funciona a la inversa.

Gracias a este ejercicio, se acumula en tus manos una elevada cantidad de energía reiki. El aliento posee la especial propiedad de favorecer la penetración de las energías sutiles en el sistema energético humano, y también su absorción, particularmente por parte de los chakras. Un chakra que haya sido tratado de esta manera se libera más fácilmente de los bloqueos que impiden su desarrollo natural, se armoniza con mayor facilidad, se recarga y distribuye su superávit energético hacia otras zonas corporales. La mayoría de las personas, después de una sesión con la bola energética reiki, se sienten más frescas, más fuertes, más equilibradas y relajadas.

Ejercicio 2:
Abrir un chakra para facilitar un trabajo evolutivo profundo. Cerrar un chakra para proteger el proceso evolutivo de influencias externas perturbadoras

Es posible abrir un chakra antes de aplicar cualquier terapia energética reiki, con objeto de que el tratamiento resulte aún más eficaz, y sus efectos aún más estables. Una vez terminado el tratamiento energético, es *imprescindible* volver a cerrar el chakra.

La "apertura" de un chakra, dentro de este contexto, no equivale a una ampliación cualitativa o cuantitativa de su función. Se trata únicamente de hacerlo más receptivo frente a las influencias externas, sean cuales sean sus características. Al "cerrar" un chakra tampoco se limita su funcionamiento cualitativo ni cuantitativo, sino que se genera una protección natural frente a cualquier agente exterior que pueda ocasionar trastornos; la comunicación normal del centro energético no sufre a causa de esta medida preventiva; al contrario, un chakra cerrado siempre funciona correctamente.

FORMA DE ABRIR UN CHAKRA

Primer paso: centra tu atención en el chakra y entra en contacto con él colocándole la mano, con la palma vuelta hacia él, unos diez o quince centímetros por encima. Cuando se haya establecido el contacto entre tu mano y el chakra, notarás un aumento del flujo energético, una especie de tracción, un incremento del calor, una sensación de familiaridad, unas pulsaciones.

Segundo paso: ejecuta tres movimientos circulares en sentido contrario a las agujas del reloj y por encima del chakra. Procede con lentitud, a conciencia y con suavidad, formulando mental y simultáneamente tu deseo de que se abra e imaginándote por ejemplo una flor que, tras cada movimiento circular de tu mano, va desplegando sus pétalos, hasta florecer por completo tras concluir el tercer círculo. Siente la transformación de la pauta vibratoria del chakra.

Tercer paso: carga el chakra colocando una o ambas manos sobre él, efectuando ligeros movimientos, como provocados por el viento, verticales u horizontales. Si estás iniciado en el segundo grado usa el símbolo de potenciación energética y el mantra correspondiente, con el fin de intensificar el flujo de la fuerza vital. Claro está que es posible aplicar otros tratamientos: colocación de gemas –¡purificadas previamente!– sobre el centro energético, masajes realizados con aceite para chakras, etc. En cualquier caso, a un chakra abierto siempre hay que tratarlo con suma delicadeza. Si se interrumpiera la sesión por cualquier motivo, ¡no te olvides de cerrarlo con cuidado!

FORMA DE CERRAR UN CHAKRA

Primer paso: se procede exactamente igual que en la apertura.

Segundo paso: la mano que está en contacto energético con el chakra ejecuta, de un modo suave, consciente y lento, tres movimientos circulares completos en el sentido de las agujas del reloj. Al hacerlo, formula en tu mente el deseo de que se cierre el chakra y visualiza la imagen de una flor que va plegándose hasta hallarse totalmente cerrada una vez completado el último círculo. A continuación, adminístrale reiki al chakra durante unos instantes. Si fuera necesario, dale reiki a tu compañero en las plantas de los pies, para conectarlo con la tierra. Explícale además cómo debe respirar entretanto, de una forma pausada y regular, con el abdomen.

Es muy recomendable, tras cualquier sesión terapéutica en la que se haya trabajado con chakras abiertos, reposar durante quince o veinte minutos.

EJERCICIO 3:
ELIMINAR BLOQUEOS ENERGÉTICOS MEDIANTE LA TÉCNICA DEL GIRO ESPIRAL

Al sintonizarte profundamente con tu cliente en el curso de un tratamiento, puede suceder que adviertas algún bloqueo energético en la superficie de su aura o sus chakras*. Puede que notes una especie de sombra, o cierta resistencia ante el movimiento de tus manos, como si estuvieras ante una zona de gran densidad. La técnica que describo a continuación libera las energías retenidas y crea un espacio para que fluyan vivamente.

Primer y único paso: extiende una mano de manera que las puntas se sitúen en la región donde se ha estancado la energía. Aguarda un momento y sintonízate con ese punto, centrando tu atención tanto en el bloqueo como en tu mano. Haz un movimiento en espiral siguiendo el sentido de las agujas del reloj, al

---

* En mi *Pendel-Handbuch* (Manual del péndulo), editorial Windpferd Verlag, concretamente en el capítulo VI: "Pendeln am Körper und praktische Energiearbeit" (Utilizar el péndulo en el cuerpo y terapia energética práctica), describo cómo localizar con precisión los bloqueos con un péndulo y cómo eliminarlos con la ayuda de las piedras curativas. Por otra parte, hallarás un programa completo para desarrollar tu percepción etérea en mi *Aura-Heilbuch* (Libro de la sanación del aura).

principio lento y acelerándolo gradualmente, hasta que la mano se haya separado unos cincuenta centímetros del individuo. Acto seguido, sacúdete la mano con fuerza y en dirección al suelo, para que la energía se reintegre en el circuito natural. Repite el procedimiento tantas veces como sea preciso, hasta que sientas que los obstáculos han desaparecido. Después mantén las manos sobre la zona afectada, con las palmas vueltas hacia ella, durante un par de minutos. Si estás iniciado en el segundo grado utiliza el símbolo de la potenciación y el mantra correspondiente. Mueve las manos ligeramente, en dirección vertical y horizontal, como si una brisa las agitara, con objeto de recargar y estabilizar el campo energético de la región bloqueada, que lógicamente habrá perdido una considerable cantidad de energía. Si no se renuevan las vibraciones de la zona tratada podrían reaparecer las desarmonías, o bien podrían penetrar en ella energías extrañas y producir efectos negativos.

Al concluir la sesión el cliente debería realizar el sencillo ejercicio siguiente, que funciona incluso con quienes no están iniciados en el reiki. Deberá poner su mano derecha sobre el chakra del corazón y la izquierda sobre el del plexo solar y, después de sintonizarse durante unos momentos, decir: "Me siento agradecido a las energías que me han abandonado porque han cooperado en mi proceso vital. Les deseo que lleguen a algún lugar donde puedan resultar beneficiosas". Ahora tendrá que quitar las manos de los centros energéticos, no sin antes tomar conciencia durante unos instantes de lo que está ocurriendo. Este ejercicio, realizado con seriedad, previene la formación de nuevos bloqueos en los mismos lugares.

Cuando en una misma sesión se eliminen más de tres bloqueos mediante la técnica del giro en espiral, será conveniente administrarle al cliente la fuerza vital en los chakras cardiaco y del plexo solar, además de tratarle las plantas de los pies una vez finalizada la terapia.

Ejercicio 4:
Masaje sistemático del aura

PRIMER PASO: PURIFICACIÓN DEL AURA

El cliente se tumba boca arriba extendiendo las piernas, sin doblarlas y separándolas un poco. Los brazos también se separan algo del cuerpo y reposan sobre el colchón. Ponle las manos sobre el chakra del corazón y sobre el Hara, sin llegar a tocarlos, manteniéndolas a unos diez o quince centímetros de distancia*. Cierra los ojos y sintonízate con las vibraciones del cliente, con el fin de que la mutua adaptación de vuestros respectivos campos vibratorios elimine las fricciones y facilite el trabajo energético. Pasados unos minutos, o cuando experimentes una "sensación de acogida" o una especie de "vibración común", cambia de postura, coloca tus manos –manteniendo siempre la distancia indicada– justo debajo de sus clavículas. Para acrecentar el efecto sanador, muévelas suavemente en sentido vertical y horizontal, de la forma descrita en el ejercicio de la bola energética. Al cabo de cinco minutos ponle las manos en la coronilla, sintonízate durante unos instantes y comienza a igualarle el aura mediante movimientos suaves que partirán de la coronilla, continuarán a lo largo del brazo y llegarán hasta más allá de las manos. Repite la caricia, el alisamiento del aura de arriba hacia abajo, entre cinco y diez veces con cada brazo. Cada vez que tu mano regrese a la coronilla del paciente deberías aumentar la distancia en unos cincuenta centímetros, para no entorpecer el flujo energético del aura, y al volver a pasar por el brazo recupera la distancia inicial. Esta parte del ejercicio purifica el aura del individuo, acrecienta la eficacia de las terapias siguientes y potencia la capacidad de percepción etérea de las manos.

---

* Esta distancia se mantendrá durante toda la sesión. El ejercicio no requiere que se produzca contacto físico.

Ahora vuelve a ponerle las manos encima de la coronilla y realiza nuevos movimientos de alisamiento, pero esta vez llegando hasta la mitad de los muslos aproximadamente. Tus manos irán descendiendo por ambos lados de la línea central del cuerpo*. Repite el proceso entre cinco y diez veces.

Ponle las manos sobre la cresta ilíaca y sintonízate durante unos momentos con lo que percibas. Alisa, por separado y de cinco a diez veces cada uno, los campos energéticos de las piernas. Respeta los cincuenta centímetros de distancia al retornar hacia arriba.

Una vez purificada y estabilizada el aura, hay que activar tres importantes centros energéticos, con objeto de que la armonía permanezca estable el máximo tiempo posible. Para ello y de forma calmada y cautelosa, acerca el dedo medio de la mano –no importa que sea la izquierda o la derecha, la energía que fluye por ambas es idéntica: el reiki– hacia el sexto chakra, y cuando estés a un par de centímetros de distancia manténlo inmóvil unos instantes y retíralo con la misma calma y delicadeza. Repite el procedimiento con el chakra del corazón y, finalmente, con el segundo chakra.

Como conclusión, y solo en el caso de que no continúes con el siguiente paso, trata las plantas de los pies de tu paciente durante cinco minutos.

Todos tus movimientos han de ser muy pausados, conscientes y suaves. Si finalizáis aquí el ejercicio, el paciente debería reposar durante un cuarto de hora, porque en ese espacio de tiempo se operarán importantes reestructuraciones de su sistema energético. Esta parte del ejercicio es una terapia energética muy eficaz y puede aplicarse por sí sola.

---

* La línea central del cuerpo es la recta imaginaria que une la punta de la nariz y el ombligo.

Segundo paso: dinamización del aura

Este paso solo debe ejecutarse tras el primero. De lo contrario, la técnica no surtirá los efectos previstos. Nuevamente habrá que mantener durante todo el procedimiento una distancia de entre diez y quince centímetros con respecto al cuerpo del sujeto y trabajar con calma, suavidad y consciencia.

Coloca tus manos durante un momento muy cerca de las plantas de los pies de tu paciente, sintonizándote con las corrientes energéticas que percibas. Realiza una serie de pases de unos veinte centímetros de longitud a lo largo de toda la pierna, hasta llegar a la zona umbilical. Trata en primer lugar una pierna y luego la otra, no más de tres veces cada una. Cuando las manos regresen al punto de partida aumenta la distancia hasta cincuenta centímetros, para no interrumpir el flujo del aura.

Finalizada esta parte del ejercicio, coloca las manos por unos momentos en la parte baja del abdomen del receptor, sintonizándote con ella. Ejecuta otra serie de pases similares a ambos lados de la línea central de su cuerpo, muy cerca de ella y ascendiendo hacia el pecho.

Ahora sintonízate con la parte alta de la región cardiaca y efectúa los pases partiendo del corazón y con una sola mano; recorre el hombro, el brazo correspondiente, hasta llegar a la mano, sin sobrepasarla. Haz lo mismo con la otra mano. Finalmente, junta las manos sobre su chakra del corazón, sintonízate durante un instante y acaba el ejercicio con unos cuantos pases suaves hechos con ambas manos y dirigidos hacia el nacimiento del cabello de tu paciente.

También aquí es recomendable, tras la sesión, que el individuo repose tranquilamente durante un cuarto de hora.

Este ejercicio sirve para suministrarle "aire fresco" al aura, que se llenará de energía sanadora terrestre y de fuerza vital universal. Además, purifica y estabiliza los canales responsables de la conducción de las energías de la tierra hacia el interior del ser humano.

Ejercicio 5:
Terapia reiki para el aura y los chakras mediante una técnica sencilla de canalización

Coloca tus manos, con las palmas vueltas hacia el cuerpo del receptor, unos diez centímetros por encima de su chakra cardiaco. Tus brazos han de estar completamente relajados y distendidos; al cabo de un rato comenzarán a moverse por su cuenta, con movimientos pendulares en forma de círculos, elipses o líneas rectas, más o menos amplios. ¡No intentes dirigir conscientemente sus movimientos! Si tus manos desean cubrir otra zona del cuerpo de tu paciente, ¡déjate llevar! El tratamiento finalizará cuando los brazos dejen de moverse.

Ahora mantén las manos quietas sobre sus chakras tercero y cuarto, a unos diez o quince centímetros de distancia, durante tres minutos como mínimo. Cuando concluyas, retira las manos lentamente.

En caso de que, por la razón que sea, haya que interrumpir el ejercicio antes de que los brazos se detengan por sí mismos, dale reiki a tu paciente en las plantas de los pies durante tres minutos.

Tras la sesión, es conveniente que el receptor descanse durante al menos un cuarto de hora.

El ejercicio se basa en la capacidad que posee el Niño interior para percibir y orientar directamente los flujos energéticos. El Niño interior es una parte, casi siempre subconsciente, de la personalidad humana. Hallarás más información sobre sus características y su potencial en los capítulos siguientes, especialmente en el número cuatro. Es un gran experto en terapias energéticas; sin embargo, únicamente puede desarrollar su actividad cuando la parte consciente y racional de la personalidad le entrega el control durante algún tiempo. Por eso se producen fenómenos como el anterior, que pueden ser aprovechados para deshacer los nudos de los campos del aura y restablecer la corriente natural de las energías. La razón nunca será capaz de obrar con tanto acierto y de un modo tan diferenciado. El Niño interior consigue esto último de forma natural, porque una vez desactivada la censura racional se encuentra en su terreno y puede desenvolverse con libertad.

En cuanto pruebes este método, esta forma de tratar el aura, valorarás su eficacia y su elegancia y cuanto más lo apliques, mejor será tu relación con tu Niño interior.

Si te es difícil entregarle el control del movimiento de tus brazos al Niño interior, ejecuta los ejercicios oscilatorios que he descrito en el capítulo segundo de mi libro *Aura-Heilbuch* (Libro de la sanación del aura). Mejorarán tus colaboraciones con el Niño interior en el plano físico.

Ejercicio 6:
Colaboración directa con el Niño interior y con el Yo superior, con objeto de tratar intensamente el aura y los chakras

Este es un ejercicio especialmente concebido para los iniciados de segundo grado, que intensifica los efectos del anterior.

Antes de iniciarlo, establece contacto directo con tu Niño interior y con tu Yo superior mediante la técnica de segundo grado del contacto a distancia. Utiliza los símbolos de la potenciación energética y los mantras correspondientes. Aleja las palmas de las manos de tu cuerpo, suponiendo que tu Niño interior estará en el punto al que las diriges. ¡No trates de visualizarlo! Repite tres veces en voz alta: "Niño interior de... (tu nombre y apellidos)". Aplica varias veces más los símbolos de la potenciación energética y los mantras correspondientes, para que la fuerza vital universal fluya con la máxima intensidad. Si aparece una imagen de tu Niño interior, no te preocupes y acéptala. No puede alterar la eficacia del proceso.

Repite el procedimiento, pero esta vez dirigiéndote al Yo superior y empleando los símbolos y mantras apropiados y diciendo: "Yo superior de... (tu nombre y apellidos)". También aquí habrá que aumentar la potencia del flujo energético. Tampoco intentes visualizar tu Yo superior, no es necesario para que el ejercicio surta efecto. Si apareciese por propia iniciativa, acéptalo de buen grado.

A continuación pídeles, tanto al Niño interior como al Yo superior, que colaboren en el tratamiento energético del chakra y de los auras de tu paciente. ¡Trátalos siempre con respeto y atención! Cuando concluyas tu ejercicio, interrumpe los contactos establecidos tal como te enseñaron en el curso básico del segundo grado.

Antes de hacer este ejercicio, conviene que te habitúes a la presencia de tu Niño interior y de tu Yo superior estableciendo comunicaciones breves, de dos o tres minutos, con cada uno de ellos, por separado. Al principio, los contactos no deberían ser más de dos o tres por semana. Una vez que te acostumbres a tratar con ellos, podrás hacerlo tanto y tantas veces como quieras, y habrá llegado el momento de solicitar su cooperación en el trabajo energético.

Capítulo III

MANDALAS
REIKI DEL ARCO IRIS

FIGURAS SANADORAS PARA CANALIZAR LA LUZ
Y EL AMOR HACIA LA TIERRA[*]

Los mandalas Reiki del Arco Iris constituyen un nuevo método destinado a lograr, mediante la extraordinaria combinación de elementos materiales y etéreos, el establecimiento de unas vibraciones armonizadoras de alta intensidad y calidad. Funcionan a la manera de lentes convergentes capaces de condensar cualquier energía espiritual que fluya a través de ellas. Sus aplicaciones son prácticamente ilimitadas. Con ellos puedes crear tus propios lugares de poder, conferirle virtudes curativas al agua, ejecutar toda clase de trabajos energéticos, purificar cualquier

---

[*] Existe un vídeo donde enseño detalladamente todas las aplicaciones que se presentan en este capítulo. Si tienes interés, contacta conmigo a través de la editorial Windpferd Verlag. Encontrarás la dirección al final del libro.

espacio y generar ambientes agradables y propicios para la relajación, la sanación, el aprendizaje o la sensualidad.

Estos dibujos sanadores pueden hacer que tu jardín, o cualquier otro lugar de la naturaleza, resulte bastante acogedor para todas aquellas fuerzas etéricas que deseen ayudarte. Las vibraciones que emanan de un mandala poseen numerosas propiedades. Pueden, por ejemplo, hacerles saber a los parásitos que no es necesaria su presencia en tu huerto, favorecer el crecimiento de las plantas, suprimir cualquier agente nocivo para el medio ambiente, activar la energía purificadora de la naturaleza, contribuir a la armonización de la radiación terrestre, etc.

La confección de un mandala Reiki del Arco Iris es un proceso de meditación que, por sí solo, es capaz de purificar y potenciar las vibraciones del cuerpo energético de un individuo, al menos de un modo temporal.

La génesis de los mandalas

En el ámbito de las tradiciones druídicas, buscando caminos alternativos para conseguir que las energías sanadoras surtieran efecto sin que fuese necesaria la constante presencia de un ser humano, supe que a través de figuras hechas con fragmentos de plantas y piedras curativas y siguiendo un cierto ritual, era posible cooperar con los espíritus de la naturaleza.

Por desgracia, para que un profano fuese capaz de aplicar correctamente el método se requería demasiado tiempo, y el intento de hacerlo sin la debida preparación previa solo conducía a la confección de bellas obras de arte carentes de efectos energéticos útiles. Sin embargo, tratar de este modo con las fuerzas energéticas de los planos espirituales me satisfizo tanto, que me prometí solemnemente que hallaría una manera factible de emplear las figuras, aunque fuera sólo para los iniciados de primer grado.

Posteriormente conocí, a través de mis maestros, una antiquísima canción de poder polinésica que de una forma sencilla lograba buenos resultados: incitaba a las potencias creadoras a colaborar en el proceso. Probé su funcionamiento trabajando con la energía de los chakras, purificando espacios, cargando de energía positiva el agua y las piedras curativas. Sus efectos resultaron fantásticos. Muchos de mis alumnos la están utilizando ya. Combiné la canción con las posibilidades que ofrece el primer grado y con mis conocimientos chamánicos y lo puse todo a prueba, inicialmente yo solo y después junto a mis alumnos avanzados. Las figuras eran capaces de convocar a nuestro mundo a las fuerzas etéricas, ¡funcionó formidablemente! Así fue como nació el método de los mandalas Reiki del Arco Iris y como pude poner a disposición de todas las personas los viejos procedimientos druídicos. ¡Espero que te diviertas experimentando con ellos!

HEY LOA, KEY LOA, MANAHO LO: LOS MÚLTIPLES EFECTOS DE UNA ANTIGUA CANCIÓN SANADORA

En primer lugar es necesario que te familiarices con la canción sanadora. Has de ser capaz de entonarla de memoria, sin que te asalten dudas con respecto al texto o la melodía.

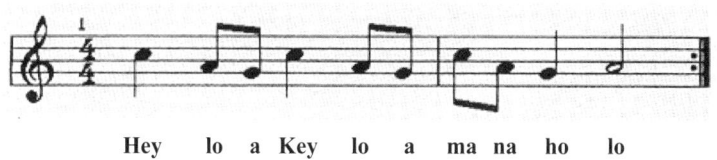

Hey   lo   a   Key   lo   a   ma   na   ho   lo

Cuando te sepas la canción, podrás empezar a trabajar con los mandalas Reiki del Arco Iris. Al principio los dibujos se pueden confeccionar con fragmentos de plantas, con piedras o con cristales. Voy a explicarte en qué consisten.

Reiki del Arco Iris

Mandalas Reiki del Arco Iris
hechos con vegetales

Primer paso: define con exactitud, preferiblemente por escrito, con qué fin deseas confeccionar un mandala Reiki del Arco Iris.

Segundo paso: busca un sitio, que puede ser un bosque, un parque, un rincón de tu jardín o un lugar de poder* que conozcas. Capta durante un cierto tiempo todo lo que allí ocurra, percibe los flujos energéticos. Toca la tierra con tus palmas durante unos minutos y dale reiki. Une las manos a la altura de tu corazón y administrate la fuerza vital durante cinco minutos, cantando la canción "Hey loa, key loa, manaho lo" al menos nueve veces. Cantarla más veces no le hará ningún daño a nadie, más bien al contrario, resultará beneficioso para ti y para los seres de la naturaleza que te reciban, te amparen y te guíen. Explícales tus intenciones, diles por ejemplo que quieres confeccionar una figura que tenga propiedades curativas, para que tu hijo duerma mejor, para ayudarle a superar sus miedos, o para armonizar determinadas radiaciones terrestres —en este último caso concentra tu pensamiento en el lugar donde se produzcan las radiaciones—. A cambio de su ayuda, ofréceles la fuerza vital universal y la canción de poder.

Acto seguido deja que tu intuición, sin que intervenga de ningún modo la voluntad consciente, te conduzca hacia aquellos fragmentos de plantas, a veces también piedras y plumas, que las fuerzas protectoras del lugar consideren adecuados para construir el mandala Reiki del Arco Iris. Agradece lo que se te haya dado, recoge los fragmentos con delicadeza y guárdalos en un bolso destinado exclusivamente a la recolección de objetos energéticos. Cómpralo nuevo, o bien fabrícalo a propósito, y que esté hecho con algún material natural. Antes de utilizarlo, habrá

---

* Véase el capítulo V.

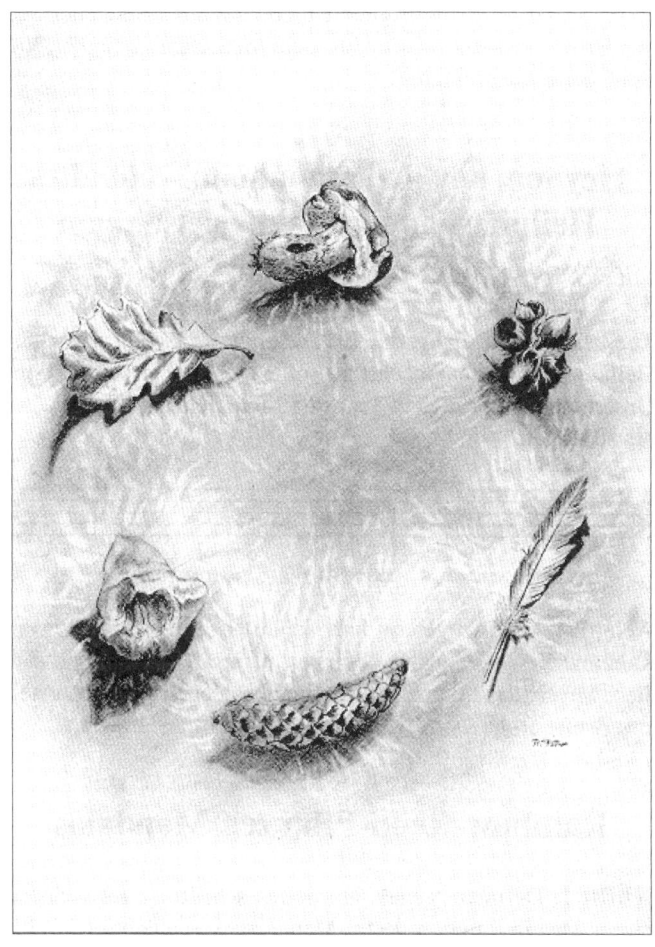

Los mandalas del Reiki del Arco Iris de vegetales concentran
las energías sanadoras sutiles

que purificarlo apiicándole la fuerza vital durante un mínimo de diez minutos y consagrarlo mediante la canción de poder, de forma que se conecte con el flujo energético universal. ¡Limítate a recoger solamente fragmentos que no formen parte de una planta viva! Una vez recolectado el material, despídete de las fuerzas del lugar y de tus colaboradores etéricos dándoles las gracias y colocando tus manos sobre el suelo para darles reiki. Concluye esta parte del trabajo haciendo que la energía vital fluya por tu corazón y por tu plexo solar, y si lo deseas, repitiendo algunas veces más la canción sanadora en honor de los seres de la naturaleza.

Tercer paso: acude al lugar donde desees construir el mandala Reiki del Arco Iris. Procura estar sereno y sintonízate con el mandala dándote reiki en el corazón y en el chakra frontal. Despliega los objetos recogidos y sintonízate con las vibraciones que emiten aplicándoles la fuerza vital durante algunos instantes. Piensa en tus propósitos, ruégales a las fuerzas de la luz y del amor que cooperen contigo, que te guíen. Recoge con delicadeza todos los fragmentos, júntalos en tus manos y llévalos a tu corazón. Dales reiki, contémplalos como si fueran una persona amada* y canta el mantra "Hey loa, Key loa, manaho lo" otras nueve veces, mirándolos amorosamente mientras la energía reiki fluye hacia ellos. Detente un momento y capta la poderosa fuerza que emana ahora de los fragmentos. Vuelve a entonar la canción, repitiéndola hasta completar todo el ritual. Deposita cada objeto, uno tras otro y con suavidad, en el lugar donde se ubicará el mandala, cuidando de que queden colocados *correctamente*. A medida que los vas situando, percibe cómo se acrecientan sus vibraciones. Déjate guiar por las fuerzas de la luz y del amor, prescinde del intelecto; la razón no puede ayudarte en este trabajo, ni siquiera llegar a entenderlo realmente.

Cuando esté listo el dibujo detente un momento y, colocando las manos sobre tu corazón, agradece la colaboración de los poderes de la luz y del amor. Entonces notarás la poderosa energía que brota de los mandalas Reiki del Arco Iris, ya terminados y listos para ayudar y sanar.

---

* Véanse mis explicaciones sobre la "mirada del corazón" en el tercer capítulo de mi *Libro de la sanación del aura* (Aura Heilbuch), editorial Windpferd Verlag.

Cuarto paso: para disolver la figura, haz lo que sigue. Sintonízate con el mandala Reiki del Arco Iris, coloca una mano sobre tu frente y la otra sobre tu corazón y contémplalo, ábrete con objeto de sentir su poder. Agradécele sus servicios inclinándote ante él. Recoge los objetos, uno a uno, con delicadeza, y júntalos en tus manos. Da las gracias a los poderes de la luz y del amor, al cielo y a la tierra, por haberte ayudado, y guarda los fragmentos en el bolso.

Los fragmentos vegetales no pueden conservarse una vez concluido el trabajo, al contrario que los cristales, como explicaré más adelante. Empléalos de manera que permanezcan estables, sin cambios, durante bastante tiempo. Si deseas dotarlos de mayor estabilidad, fíjalos sobre arcilla o sobre barro, dejándolos secar al aire. Naturalmente, puede hacerse lo mismo con los mandalas confeccionados con cristales, siempre que quieras utilizarlos como amuletos o trasladarlos de un lugar a otro sin que sufran modificaciones.

Tú decides qué componentes utilizar, vegetales o cristales, en la elaboración de los dibujos. En caso de duda, pídele consejo a un antiguo lugar de poder*. Yo aprendí mucho de estos lugares a la hora de llevar a cabo trabajos con mandalas.

Mandalas Reiki del Arco Iris
hechos con cristales

Los mandalas también pueden confeccionarse con piedras curativas o cristales de cualquier tipo. Todas las piedras sirven para nuestros propósitos. Si conoces los efectos sanadores de las piedras, escoge aquellas que posean las propiedades adecuadas. Este procedimiento aumentará su potencia y ampliará su espectro curativo. Las piedras redondeadas son las más apropiadas,

---

* Véase el capítulo V.

debido a sus cualidades reflectoras. Para las aplicaciones que se comentan aquí bastará con piedras de dimensiones reducidas; es suficiente una piedra del tamaño de una cereza para mover una impresionante cantidad de energía etérea. Para lograr el resultado deseado, no obstante, es más importante, durante el ritual, definir con claridad el objetivo que se persigue que elegir un tipo de piedra determinada. Así que no te preocupes si no eres un experto en terapias con piedras.

La confección de mandalas de cristales se hace, en principio, de la misma forma que la de los vegetales. Por ello, cuando no exista diferencia, solo te indicaré el paso correspondiente de las instrucciones anteriores.

Primer paso: procede del mismo modo que antes.

Segundo paso: escoge al menos tres piedras, una tras otra, y mantenlas en tus manos durante un ratito. Salúdalas, explícales tus propósitos, pregúntales si desean cooperar contigo. Si recibes una respuesta negativa, respétala. En la mayoría de los casos los seres minerales desean participar en la elaboración

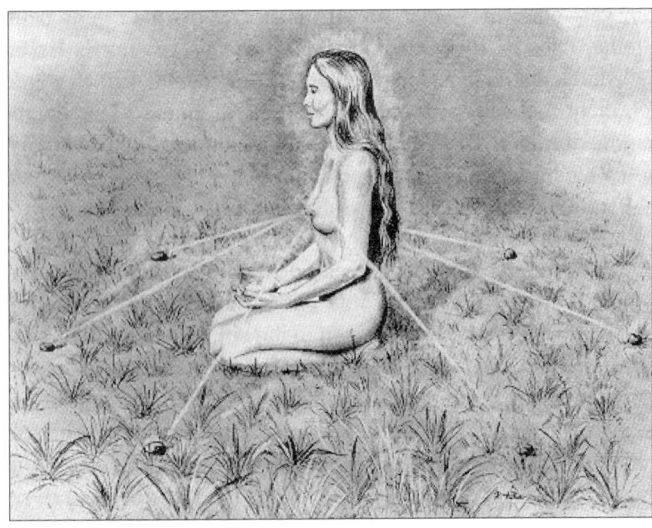

Sentarse en el interior de un mandala Reiki del Arco Iris
es como tomar un baño de energía

moviendo energías, pero hay ocasiones en que se niegan, quizás porque necesitan tranquilidad, purificación y algo de luz solar, o quizás porque antes de entablar una relación profunda contigo desean conocerte más de cerca estando un rato a tu lado. Respétalos.

No hay límite superior para el número de piedras que pueden constituir una figura. Sin embargo, deberás tener cuidado con aquellos mandalas que consten de más de once piedras; no es que las figuras Reiki del Arco Iris puedan ocasionarte ningún daño, pero en algunos casos la energía que despiden puede ser tan fuerte que podría hacerte caer en una especie de trance mientras te hallas en su radio de acción. Las figuras grandes generan un campo vibratorio muy potente, y su actividad puede llegar más allá de veinte metros. Piensa en tus vecinos, o en quienes compartan la casa contigo, considera que pueden existir zonas de tu casa donde la acción de la figura no sea deseable. Limítate a confeccionar figuras de dimensiones más pequeñas.

Yo suelo trabajar con un máximo de nueve piedras. Muchas veces me limito a tres, lo cual es más que suficiente en la mayoría de los casos. Es posible combinar diversos tipos de minerales, pero sin pasar de cuatro en un mismo mandala. La diversidad de sus características vibratorias puede desembocar fácilmente en confusión cuando no se está acostumbrado a tratar con energías etéreas tan poderosas.

Tercer paso: acude al sitio donde desees configurar el mandala Reiki del Arco Iris. Procura estar sereno y sintonízate con el mandala dándote reiki sobre el corazón y en el chakra frontal. Despliega las piedras recogidas y sintonízate con las vibraciones que emiten aplicándoles la fuerza vital durante algunos instantes. Piensa en tus propósitos, ruégales a las fuerzas de la luz y del amor que cooperen contigo, que te guíen. Recoge con delicadeza todos los minerales, júntalos en tus manos y llévalos a tu

---

* Véanse mis explicaciones sobre la "mirada del corazón" en el tercer capítulo de mi *Libro de la sanación del aura* (Aura Heilbuch), editorial Windpferd Verlag.

corazón. Dales reiki, contémplalos como si fueran una persona amada* y canta el mantra "Hey loa, Key loa, manaho lo" nueve veces, mirándolos amorosamente mientras la energía reiki fluye hacia ellos. Detente un momento y capta la poderosa fuerza que emana ahora de las piedras. Vuelve a entonar la canción, repitiéndola hasta completar todo el ritual. Deposita cada mineral, con suavidad y uno tras otro, de tal manera que la figura resultante guarde un equilibrio geométrico. Esto es importante de cara a obtener un efecto óptimo, puesto que los minerales se distinguen de los vegetales por su clara estructura cristalina. Si trabajas con solo tres piedras configura por ejemplo un triángulo equilátero; si trabajas con cuatro, sitúalas en forma cuadrangular, etc. Este principio básico solo se alterará cuando se trate de confeccionar mandalas destinados a sanar directamente los chakras. Hallarás más explicaciones acerca de esto en próximos párrafos.

Cuando esté listo el dibujo detente un momento y, colocando las manos sobre tu corazón, agradece la colaboración de los poderes de la luz y del amor. Entonces notarás la poderosa energía que brota de los mandalas Reiki del Arco Iris, ya terminados y listos para ayudar y sanar.

Cuarto paso: procede según lo descrito en lo referente a la elaboración de mandalas vegetales.

Los cuatro grandes mandalas para la sanación de los chakras

Existen cuatro figuras específicas para la purificación, estabilización y alimentación del cuerpo energético de los seres humanos. Se confeccionan siguiendo los mismos principios básicos anteriores, con las salvedades de que se emplearán minerales específicamente seleccionados y de que se dispondrán de una determinada forma geométrica.

Mandala para la conexión con la tierra

Esta figura normaliza especialmente las estructuras energéticas de los dos primeros chakras, favoreciendo su desarrollo funcional y su mutua colaboración. Además se puede aplicar como estimulador general de dichos centros energéticos, para prevenir las desarmonías y acrecentar el deseo de evolucionar.

Aquellas personas cuyos dos primeros chakras funcionen correctamente disponen de la energía, la paciencia y la motivación emocional necesarias para vivir plenamente. Saben hacerse respetar, aceptan su cuerpo, establecen fácilmente relaciones con los demás y gozan sensualmente de todo lo que les sucede. Los chakras superiores, para poder trabajar, precisan la energía que les suministran los inferiores, por eso se suele decir que un cuerpo feliz es el fundamento del desarrollo espiritual.

Al contrario de lo que ocurre con otros métodos de activación de los chakras inferiores, este mandala de cristales posee una gran ventaja: a medida que van acrecentándose las reservas de energía, se ocupa de que se vayan integrando automáticamente y de una forma natural en la estructura energética, merced a su capacidad de distribuirlas equitativamente. De esta manera se previene cualquier clase de crecimiento unilateral.

Sin embargo, al principio es conveniente no abusar de este mandala. Las sesiones no deberán exceder los cinco minutos y tras cada una se administrará la fuerza vital en las plantas de los pies durante unos minutos y se practicará la respiración con el Hara. Cuando poseas más experiencia con esta clase de trabajo energético, tú mismo podrás decidir qué y cuánto te conviene en cada momento y dónde se encuentran tus límites en lo relativo a los procesos curativos.

Has de utilizar tres cristales de roca redondeados, del tamaño de una cereza o, como mucho, del tamaño de una nuez. Actívalos tal como se describe en los párrafos anteriores. Ve colocándolos, de uno en uno y con calma, con consciencia y amor,

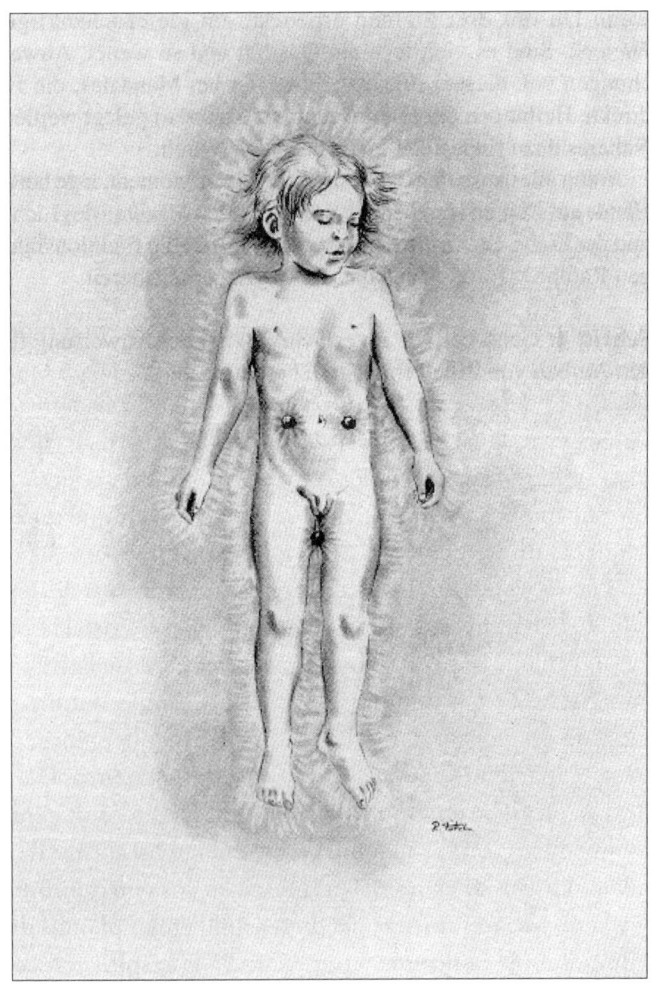

Mandala Reiki del Arco Iris para una toma de tierra natural

del modo indicado en la ilustración, sobre tu propio cuerpo o sobre el de un colaborador. Los dos primeros cristales se sitúan horizontalmente en el abdomen, a un palmo del ombligo, y el tercero entre los muslos, a un palmo del perineo.

Mandala para mejorar la capacidad de relacionarse

Esta figura purifica, estabiliza y recarga los chakras tercero y cuarto. Así se crean las bases necesarias para asimilar los miedos, fortalecer el respeto hacia uno mismo, desarrollar tanto el

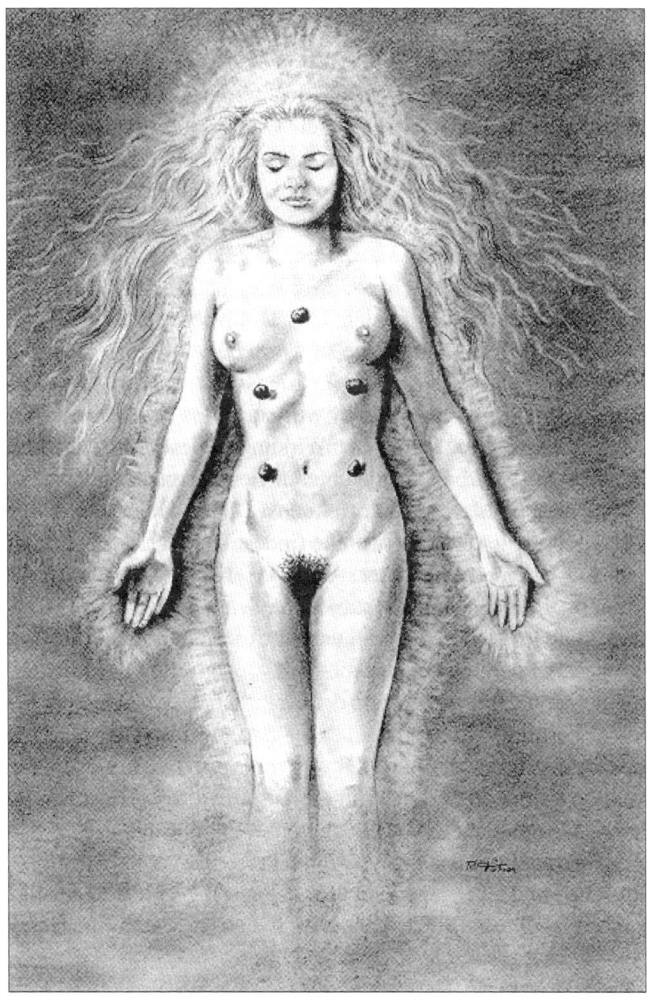

Mandala Reiki del Arco Iris para desarrollar la capacidad de relacionarse

sentimiento yoico como la capacidad de relacionarse con otros y prepararse para el amor, la compasión y la capacidad de perdonar.

Usa cinco cuarzos de color rosa redondeados, del tamaño de una cereza o de una nuez. Actívalos de la manera que sabes y colócalos como se indica en la ilustración correspondiente: a) sobre el chakra del corazón, b y c) bajo los pezones, a la altura del plexo solar, d y e) a ambos lados del ombligo, a un palmo de distancia cada uno de ellos.

Tampoco conviene, al principio, aplicar este mandala más de dos veces a la semana y durante un máximo de quince minutos. Para acabar las sesiones, date o dale a tu paciente la fuerza vital en las plantas de los pies y practica o hazle practicar la respiración con el Hara.

MANDALA PARA FORTALECER LA ESPIRITUALIDAD

Esta figura purifica, estabiliza y desarrolla los chakras quinto y sexto, con lo cual se estimula la creatividad, la autoexpresión, la intuición y la certeza de que se está actuando correctamente en cada momento, agudiza la sensibilidad etérea y ayuda a resolver problemas originados por la falta de orden interior. Puede orientar a quienes, pese a que se sienten cómodos en el mundo, no saben qué rumbo imprimirle a su vida. También es recomendable para todos aquellos que deseen desarrollar sus cualidades artísticas.

Conviene reforzar la acción armonizadora del mandala trabajando también con los cuatro chakras inferiores. Aprendiste una serie de métodos sencillos para conseguirlo en el curso de iniciación al primer grado; en este libro encontrarás otros más elaborados. Cada uno de los cuatro grandes mandalas Reiki del Arco Iris confeccionados con cristales curativos, además de fortalecer los chakras correspondientes, distribuyen las energías recién activadas hacia los lugares adecuados. No obstante, no

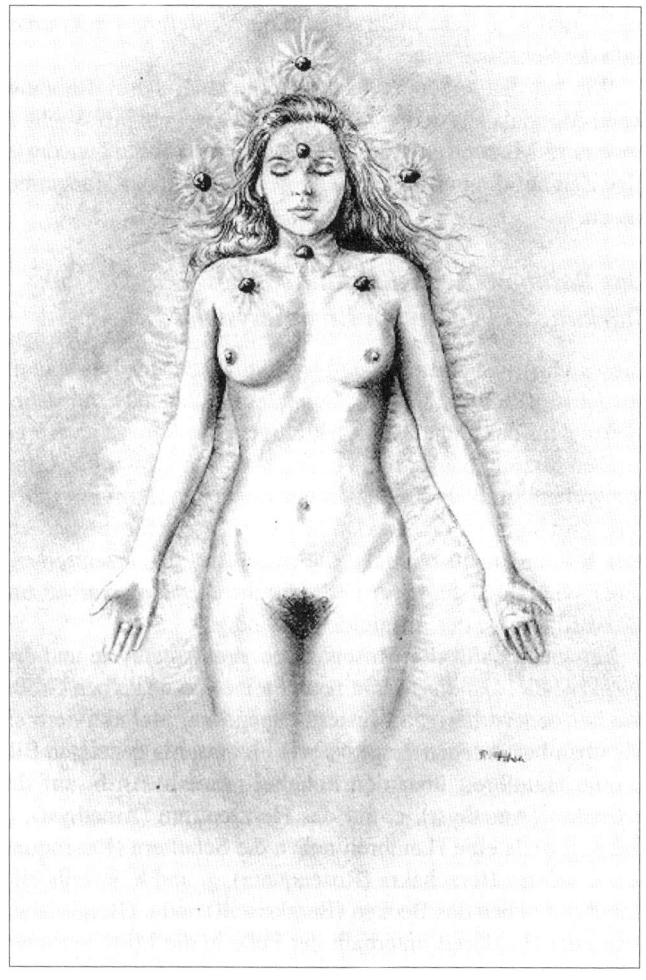

Mandala Reiki del Arco Iris de cristales para potenciar
la conciencia espiritual

pueden ocuparse de todo, porque esto entraría en colisión con el principio de la responsabilidad de nuestros propios actos. El individuo que recibe este tratamiento debería contribuir activamente al buen funcionamiento de sus chakras principales adoptando un modo de vida equilibrado*.

Para construir este mandala has de emplear siete amatistas del tamaño de una cereza, o como máximo del de una nuez. Actívalas tal como sabes y colócalas como se indica en la ilustración correspondiente: a) a un palmo de la coronilla, b y c) a un palmo de los oídos, d) sobre el chakra de la garganta, e) sobre el sexto chakra, f y g) debajo de las clavículas, en los huecos respectivos.

Como sucede con las demás figuras, no conviene aplicar este mandala Reiki del Arco Iris más de dos veces a la semana y durante un máximo de quince minutos. Para acabar las sesiones, date o dale reiki a tu paciente en las plantas de los pies y practica o hazle practicar la respiración con el Hara.

Mandala para fortalecer el sistema energético

Esta figura brinda la posibilidad extraordinaria de armonizar los componentes del sistema etérico y de fortalecer el conjunto. Con frecuencia, al finalizar una sesión el aura se ha vuelto cinco o seis veces más grande y poderosa que antes, y debido al aumento de la armonía interna se reduce considerablemente la sensación de estrés. No obstante, este mandala no puede sustituir a los anteriores: no penetra tan profundamente en los chakras. Su labor apunta más bien al funcionamiento colectivo de los centros energéticos y a la sintonización de los campos del aura.

Utiliza seis cuarzos rosa, tres amatistas y tres cristales de roca, o sea, nueve gemas del mismo tamaño que las que se recomiendan en los epígrafes anteriores, y actívalas de la manera que

---

* Encontrarás más detalles sobre los chakras en el apéndice correspondiente y en los libros que existen sobre este tema. Yo mismo he escrito extensamente sobre ello en otras obras mías, por eso prefiero aprovechar el espacio de que dispongo aquí para ocuparme de cuestiones inéditas.

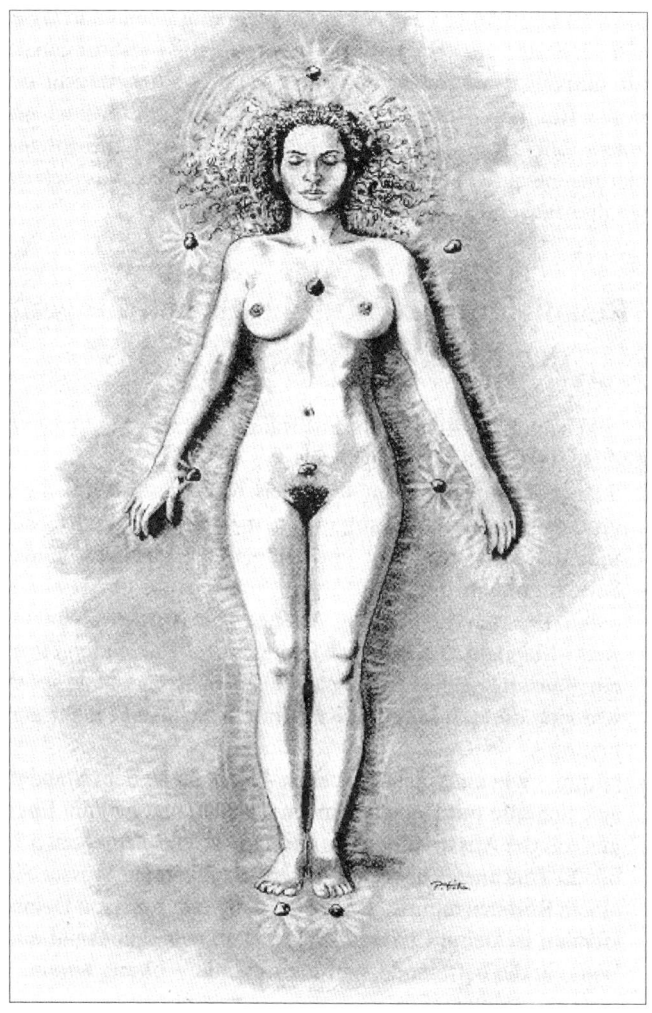

Mandalas Reiki del Arco Iris confeccionados con cristales
y destinados a fortalecer todo el sistema energético

sabes. Colócalas tal como muestra la ilustración correspondiente: a) a un palmo de la coronilla (amatista), b) sobre el sexto chakra (amatista), c) sobre la región cardiaca (amatista), d y e) a ambos lados de los hombros, a un palmo de distancia (cuarzos rosa), f) sobre el chakra del corazón (cuarzo rosa), g y h) a ambos lados de la pelvis, a un palmo de distancia (cristales de roca), i) más o menos a un palmo de los pies, a medio camino entre ambos (cristal de roca).

Al principio conviene no aplicar esta figura más de una vez a la semana y durante unos quince minutos. Al finalizar la sesión, date o dale reiki a tu paciente durante un rato en las plantas de los pies y practica o hazle practicar la respiración con el Hara.

Cada uno de los cuatro mandalas surte un efecto muy amplio. Para entenderlos bien, utilízalos de una manera regular, anotando las experiencias que te produzcan. Aplícatelos tanto a ti mismo como a otras personas. Puedes darte o dar al mismo tiempo una sesión de reiki, o realizar un viaje mental. Te sorprenderá saber cuántas cosas pueden moverse dentro de ti gracias a estos estímulos.

Ejemplos de aplicaciones prácticas de los mandalas Reiki del Arco Iris*

Existen infinidad de aplicaciones para los mandalas Reiki del Arco Iris. Veamos algunas de ellas.

a) Siéntate o permanece de pie –esto dependerá del tamaño– en el centro de la figura. Sintonízate con ella mirándola y abriéndote mentalmente a sus benéficas vibraciones. Pídele que te cure, que te proteja, que te muestre su saber y que te oriente. Inhala profunda y calmadamente la energía que emana de ella, deteniéndote unos instantes tras cada inspiración con objeto de advertir plenamente cómo va penetrando en ti la armoniosa energía.

---

* Lo que sigue no es válido para los cuatro mandalas especiales que acabo de describir.

b) Establece contacto con el mandala tal como se describe en el apartado a). Junta las manos formando un cuenco, entre diez y veinte centímetros por encima de ella, de forma que vayas recogiendo paulatina y conscientemente su energía, como si estuvieses sacando agua de una fuente. Vierte la luminosa energía sobre tus chakras, percibiendo cómo te invaden sus armónicos y liberadores efectos.

c) Siéntate o túmbate cerca del mandala. Establece contacto con sus emanaciones, tal como se describe en el apartado a). Recíbelas pasivamente, percibiendo cómo actúa sobre ti la energía curativa sin que sea necesaria tu intervención.

d) Acércate a un mandala Reiki del Arco Iris y establece contacto con él tal como se indica en el apartado a). Permite que sus vibraciones guíen tu intuición, ejecuta algunos pasos de baile y entona canciones que te inspiren. Esto desarrollará tu percepción etérea.

e) Es posible celebrar una sesión de reiki, dar un masaje, etc., en el interior de un mandala de cristales, siempre que sea lo bastante grande.

f) Haz el amor con tu pareja en el centro de una figura curativa, que podría estar hecha de cornalinas, espatos de manganeso y ópalos de fuego. ¡Será una experiencia inolvidable para ambos! Antes de hacer el amor, deberéis sintonizaros con las vibraciones del mandala durante diez o quince minutos. A continuación, os sentáis frente a frente y, cogiéndoos de la mano, os miráis a los ojos durante otros cinco o diez minutos con el fin de situaros en una frecuencia de onda similar. El resto dependerá de vuestros gustos.

g) Para resolver problemas relacionados con la conexión a la tierra, sitúa el mandala cerca de los pies del paciente. Este deberá mantenerse así durante quince o veinte minutos. También es útil administrarle simultáneamente, o bien tras la sesión, un tratamiento reiki convencional.

h) Se pueden confeccionar mandalas Reiki del Arco Iris específicos para los más variados propósitos: favorecer un sueño profundo y reparador, lograr que un niño temeroso se sienta más seguro, impregnar un lugar de poderosas vibraciones espirituales, o limpiarlo de antiguos patrones inarmónicos, con el fin de transformarlo en un sitio protegido donde realizar con éxito meditaciones y trabajos energéticos.

i) En el interior de un mandala se pueden ejecutar con gran eficacia tareas de limpieza y recarga energética de piedras curativas, joyas, agua, alimentos y aceites de masaje. Por regla general, bastarán tres o cuatro horas para efectuar la recarga. Lógicamente, a medida que se exceda ese tiempo se acrecentará el efecto –siempre dentro de las limitaciones del material de que se trate, por supuesto.

j) Coloca un mandala Reiki del Arco Iris, creado específicamente, sobre los campos de radiación inarmónica terrestre, buscando que las energías de la tierra fluyan positivamente y estimulando la vitalidad de todo aquello que entre en contacto con ellas.

k) Si sales de viaje llévate una "bolsita curativa", en la que haya nueve piedras redondeadas del tamaño aproximado de una cereza: tres cristales de roca, tres cuarzos rosa y tres amatistas. Así, siempre estarás en condiciones de confeccionar un mandala Reiki del Arco Iris y, por ejemplo, generar vibraciones armoniosas en la habitación de tu hotel, crear un pequeño lugar de poder donde relajarte, meditar y regenerarte, o realizar cualquier tipo de trabajo energético, para ti o para otros. De esta forma, incluso en un rascacielos estarán a tu alcance las fuerzas de la naturaleza.

Capítulo IV

EL REIKI DEL ARCO IRIS Y LA COOPERACIÓN CON LOS AMIGOS DE LAS DIMENSIONES ETÉREAS

Una vertiente importante del Reiki del Arco Iris es la comunicación con los habitantes de los planos etéreos de nuestro universo, que se establece con el fin de realizar intercambios y cooperar con ellos, en pie de igualdad y de un modo benéfico para ambas partes.

Desde que existe la humanidad, las personas de todo el mundo inclinadas hacia lo esotérico conocen a estos seres, que han sido denominados de muchas formas distintas: hadas, ángeles, espíritus de la naturaleza, animales de poder, devas o elfos. Gozan de las más diversas consideraciones, desde la veneración y la adoración acrítica hasta el rechazo más absoluto, provocado por el miedo a lo "diabólico", y ello pese a que no pertenecen ni a Dios ni al diablo. Se diferencian de los humanos en muchas cosas, aunque también sea mucho lo que los une.

Mis experiencias con estos seres se remomntan a mi primera infancia. Fascinado por todo lo que me ha sido dado observar,

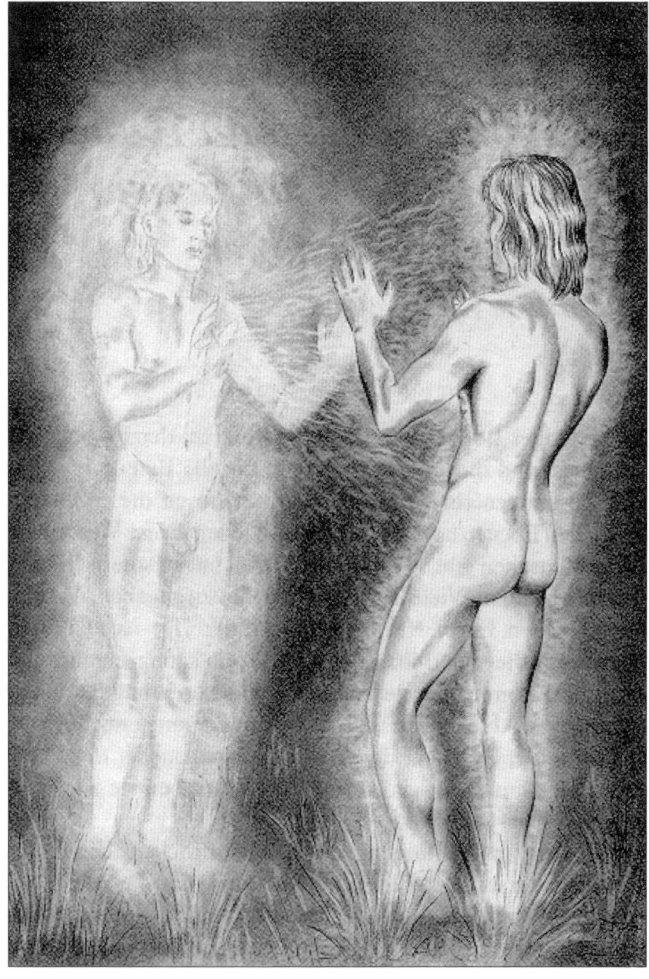

Estar en contacto con tu Yo superior te ayuda a realizar tu proceso vital

nunca he dejado de interesarme por este tema ni de analizar cuantas cuestiones prácticas y teóricas referidas a él han llegado a mis manos.

Tras iniciarme en el segundo grado, se abrió ante mí un nuevo y maravilloso mundo que jamás habría podido imaginar, pese a mis conocimientos previos. Pronto descubrí una serie de métodos para ampliar las técnicas del segundo grado que me permitían entrar en contacto con los más diversos seres de otras dimensiones, de un modo sencillo y rápido, sin necesidad de adoptar las múltiples medidas habitualmente necesarias para llevar a cabo viajes hacia otros planos existenciales. Pude, por ejemplo, sacarle partido a todo lo que había aprendido durante los años anteriores, porque uno no siempre es capaz de establecer contactos, gozar de relaciones interpersonales, hacerse comprender y sentirse comprendido, todo ello a la vez. Existen además ciertas reglas de conducta, cuando se trata con los habitantes de las dimensiones etéricas, cuya observación es muy útil y muchas veces indispensable para poder hacer algo constructivo.

Los seres sutiles no son ídolos

Los seres a que me refiero no son Dios ni pretenden sustituirlo, lo cual es un indicio de que están más avanzados que algunos seres humanos. Son hijos del Dios único, del creador de todo lo existente, al igual que nosotros. Entre ellos se encuentran los más variados especialistas, poseedores de todo tipo de conocimientos, potenciales, preferencias, antipatías y necesidades. Por muy extraordinarias que nos parezcan sus facultades, nosotros, los humanos, también poseemos ciertas aptitudes que consideramos completamente naturales y que a ellos, sin embargo, les resultan incomprensibles y colosales. Sabiendo esto, podemos cooperar y aprender de ellos, sin olvidar no obstante que cada uno de nosotros ha tenido sus razones para escoger su forma de encarnación y sus particulares vivencias en este plano existencial durante un periodo de tiempo definido. Desde el punto de vista del conjunto de la creación, todos los distintos planos existenciales y todos sus habitantes tienen el mismo valor. Por consiguiente, pensar que uno es mejor o peor que los seres etéreos con quienes se comunique significará el fin de cualquier colaboración constructiva.

Antes de entrar en los detalles prácticos de la cooperación con nuestros amigos –así me gusta llamarlos– de otras dimensiones, voy a hablarte de las bases teóricas sobre las que se sustentan los métodos necesarios. Así sabrás exactamente de qué se trata y en qué se basa esta forma especial de trabajo energético con el Reiki del Arco Iris.

Bases teóricas para contactar y colaborar con los seres etéreos

Nuestro universo se compone de muchos planos existenciales distintos, los cuales podrían considerarse delimitados por sus diferentes estructuras energéticas. La esfera en la que nosotros desarrollamos nuestra vida cotidiana no es más que una de estas dimensiones existenciales. Ciertas leyes naturales son válidas en cualquier dimensión, como por ejemplo la idea del amor como generador de vitalidad; otras, por el contrario, solo son aplicables en determinados ámbitos, como los relativas al espacio y al tiempo, que sirven para separar los distintos segmentos de la creación. Hay reglas que solo tienen valor en una determinada esfera.

La vida existe prácticamente en todos los planos del universo, bajo apariencias que para nuestra percepción resultarían extremadamente exóticas. Cada forma de vida se adapta principalmente a las circunstancias existentes en la dimensión energética en la que se mueve. Los seres nacidos en una determinada dimensión no pueden sustraerse, antes de morir y de una manera definitiva, a las leyes físicas que la rigen. En ella desarrollan su diaria existencia y son marcados por la experiencia que van acumulando, sobre todo por la de la primera infancia.

No obstante, en determinadas condiciones es posible explorar de una forma pasajera otros planos de la creación, establecer contacto con los seres que los habitan y que realizan sus actividades en ellos. Esto es viable merced a que, en realidad, la estructura de la vida es ilimitada e ilimitable. Nuestra vinculación temporal –esto es, el periodo que se extiende desde que la conciencia despierta en una dimensión existencial hasta su traslado hacia otro nivel evolutivo– a un plano no es otra cosa que una fuerte acentuación de unos determinados mecanismos de actuación y de percepción, junto con una voluntaria delimitación del potencial de la consciencia.

La elección intencionada de la dimensión existencial en la que despierta nuestra conciencia durante una encarnación nos permite tener experiencias intensas y, sobre todo, novedosas. A causa de su intensidad, dichas experiencias son mucho más adecuadas para nuestro desarrollo personal –lo cual, al fin y al cabo, contribuye a la evolución de la totalidad de la creación– que aquellas otras que podríamos tener si nuestro consciente pudiese acceder libremente a cualquier plano existencial.

Un ser que comprenda que puede alcanzar la libertad a través de su evolución personal, y que sepa emplear esa libertad con amor y responsabilidad, no solo será capaz de intercambiar consejo y ayuda con los habitantes de su propia dimensión (red de interconexión horizontal), sino que también podrá hacerlo de un modo voluntario con seres de otros planos, y cooperar con ellos en beneficio mutuo (red de interconexión vertical). Esta red vertical de interconexión se utilizaba bastante en la antigüedad y era muy respetada. En la actualidad sigue siendo "usual" entre los así llamados "pueblos primitivos". El interés hacia ella está creciendo últimamente en las naciones industrializadas de Occidente, como lo indica por ejemplo el renacimiento* del chamanismo.

---

* Véase el informe de Greta Bahya Hessel Lübeck acerca del reiki y el contacto con las energías sanadoras, en los apéndices.

Reiki del Arco Iris

El principio del iceberg. Tu vida cotidiana se desarrolla donde se centra tu actividad consciente

Lo que yo denomino "principio del iceberg" es una idea que trata de hacer más comprensible la concepción multidimensional de la vida e ilustrar las posibilidades de contacto que existen, a través de la red de interconexión vertical, con los seres del plano etéreo. Es sabido que de un iceberg solo se ve la punta, una pequeña parte que emerge del agua, mientras que el resto, mucho mayor, permanece escondido bajo la superficie acuática. La estructura multidimensional de los seres animados es algo similar. Pongamos el ejemplo de un árbol. Lo que podemos ver, oír o sentir de él es únicamente una parte de su ser completo: la que somos capaces de captar directamente porque está dentro de nuestro mismo plano existencial y se rige por sus leyes. En esa parte percibible del árbol suele haber escasa energía consciente[*], por ello nos parece, por regla general, un ser menos desarrollado que los animales o que los seres humanos. Sus restantes partes solo son visibles para aquellos que han aprendido a emplear a fondo sus sentidos etéreos y conocen las posibilidades de interactuar con otras dimensiones. Cuando sepas obtener información de otros planos, te convencerás de que los árboles también poseen conciencia evolucionada y una capacidad interactiva mucho mayor de lo que su aspecto nos permite suponer.

Los pueblos indígenas de América denominan "energía medicinal" al potencial de las plantas, animales, minerales y elementos, que se oculta en las dimensiones etéricas, y lo hacen partícipe de sus vidas desde hace milenios. La mitología nórdica expresa lo mismo a través de la figura del árbol primario Yggdrasil, en cuyas ramas se hallan los diversos mundos de los

---

[*] Si aun hallándose en este plano poseyera una gran conciencia, se trataría de un lugar de alto poder, de un árbol sagrado o milagroso.

dioses, los hombres, los elfos, los gnomos y los gigantes. El esoterismo occidental habla del árbol cabalístico de la vida, que refleja principios similares aunque las denominaciones no sean las mismas.

Los ayudantes etéreos:
nuestros amigos invisibles

Hay planos en los que se encarnan preferentemente aquellos seres que albergan la intención de dedicar gran parte de su tiempo a animar la red de interconexión de los seres y a contribuir, en general, al desarrollo de todo lo que vive. Los impulsa el deseo de continuar aprendiendo y desarrollándose, para lo cual están dotados de una serie de facultades muy poderosas y adecuadas. Para disponer de semejantes poderes, una de las reglas que han de respetar es la siguiente: "Préstale tu ayuda a otro solo cuando te la pida". Todo ser precisa entera libertad respecto de su modo de vida para poder integrarse armoniosamente en el orden universal y contribuir de una manera constructiva a la evolución de la creación.

Estos ayudantes energéticos se dedican, entre otras cosas, a establecer líneas de comunicación entre las diversas dimensiones de lo creado, a velar por los lugares de poder en calidad de "protectores" y a procurar que las energías vitalizadoras circulen libremente de un plano a otro, de forma que se hallen siempre a disposición de quienes, cumpliendo las condiciones* necesarias,

---

* No hay que interpretar en un sentido jerárquico las referencias a los niveles evolutivos. Piensa más bien que todos ellos son igualmente importantes y necesarios, y que cada ser se "especializa" en aquellos temas que más le interesan durante su encarnación. El hecho de que tú "desarrolles tu espiritualidad" no significa que estés dejando atrás a otros menos "sabios", sino que estás aprendiendo a asimilar eficazmente tus vivencias, los temas cambiantes de tu experiencia. Los seres espiritualmente evolucionados también cometen errores y, al igual que cualquiera, no pueden aprender nada si no abandonan a cambio algo de similar importancia. Tampoco ascienden de nivel en una encarnación por haberse "portado bien" en la anterior, sino que se

deseen entrar en contacto con ellas. Veamos algunos de los nombres que nuestro mundo ha acuñado para estas amables criaturas: Pan, Cernunos, Devas de las plantas, Protectores de los animales, Ángeles de la guarda. No hay que confundir a estos seres con la fama que se les asigna en ciertos círculos, con la intención de asegurarse su monopolio político, económico o pseudoespiritual. Acumula tus propias experiencias al respecto, evalúalas sin prejuicios y fórmate tu propia opinión.

TAMBIÉN LOS SERES HUMANOS POSEEN
UN COMPONENTE ETÉRICO DOTADO DE
UN GRAN POTENCIAL LATENTE

Los seres humanos también poseemos componentes que forman parte de otras dimensiones y cuyas propiedades latentes son muy amplias. Pero como nuestro consciente se concentra generalmente en este plano existencial, no podemos utilizar ni tener bajo control estas facultades sin ejercitarnos y ampliar nuestra conciencia previamente. Es preciso seguir todo un proceso evolutivo, ir integrando en la consciencia cada vez más partes de nuestro ser, asumir la entera responsabilidad de la propia vida. Así se crean las condiciones básicas para contribuir en mayor medida al desarrollo de toda la creación, esto es, a la evolución de las estructuras vitales omnipresentes. Conforme las energías etéreas, antes extrañas y ocultas, van siendo empleadas, se convierten en un recurso permanente. A menudo ocurre que los ayudantes etéricos nos brindan una oportunidad, temporalmente limitada, para usar una parte de nuestro potencial. Suelen hacerlo por diversas razones: para comprobar hasta qué punto somos capaces de asumir la responsabilidad de nuestros actos,

---

reencarnarán en una vida que simplemente les permita adquirir nuevas experiencias que complementen las que ya han tenido.

para estimularnos a vivir nuevas experiencias, para ayudarnos en situaciones de emergencia o para convertirnos en catalizadores de la transformación de la sociedad. En función del uso que hagamos de semejantes recursos especiales, éstos desaparecerán, permanecerán tal cual o continuarán desarrollándose, siempre que la evolución integral de algo o alguien así lo requiera. Esto no significa que una persona que sepa manejar las energías etéricas sea siempre un maestro espiritual o un sanador integral especialmente competente. Teniendo en cuenta todo esto, reflexiona acerca de las consecuencias que puede tener el empleo del sistema Usui del reiki o del Reiki del Arco Iris. Quizás dependa de nuestra actitud que esa energía permanezca disponible a largo plazo, que vuelva el día en que los niños nazcan ya dotados de la capacidad de usar la fuerza vital, o que haya que volver a ocultarse en las catacumbas, de manera que solo unos pocos puedan emplear su don y en medio de grandes dificultades.

Estás dando un gran paso al tomar conciencia de los estrechos vínculos que existen entre todos los seres animados de nuestro mundo, al esforzarte por mantener esa conciencia y por desarrollarla. Pero hay un paso aún más trascendente: comprender que nuestro plano existencial es solo una parte del universo animado, que cada ser existe simultáneamente en todas las dimensiones y que también bajo esta apariencia es básico mantener y potenciar la cooperación de todos. Esto no solo es importante para nuestra evolución personal, sino que lo es también para toda la creación.

El Reiki del Arco Iris te ofrece una serie de técnicas relativamente sencillas, sumamente eficaces y susceptibles de ser ampliadas, para incrementar tu capacidad de percibir y de actuar, de forma que puedas interactuar eficientemente con otras dimensiones. No obstante, conviene que sepas cómo reaccionar ante las percepciones sutiles y cómo obtener de ellas algo provechoso.

Es igualmente muy útil saber cómo tratar a aquellos seres cuya patria se encuentra en otras regiones de la creación y cuya vida se rige con frecuencia por leyes diferentes a las nuestras.

Reglas de conducta para tratar con los seres etéreos

Lo primero y más importante es que reafirmes tu conciencia de que los seres etéricos no son Dios ni pretenden sustituirlo. *No* son omniscientes, ni omnipotentes, ni perfectos. Es cierto que pueden hacer algunas cosas bastante mejor que nosotros, pero hay otras que les salen bastante peor. Un animal de poder, por ejemplo, puede ayudarte y aconsejarte espléndidamente cuando se trata de curar una enfermedad psicosomática, de armonizar tus relaciones interpersonales o de entender y ejecutar eficazmente ciertas clases de trabajo energético. En cambio, es incapaz de lavar la vajilla, reparar un coche o cortar el césped, aptitudes, por cierto, que admira en los seres humanos.

Trata siempre cortésmente y con respeto a tus colaboradores etéreos, pero nunca te sometas a ellos. Respeta sus deseos y sus consejos, pero no los malinterpretes considerándolos como órdenes. Nunca permitas que *nadie más que tú* asuma la responsabilidad de tu vida y de tus actos. A veces, tus amigos etéricos te pondrán a prueba con objeto de averiguar si ya estás preparado para recibir un saber más profundo, para acrecentar tu capacidad de acción energética o para llevar a cabo determinados proyectos trascendentes. Es muy probable que si les entregas tu propia responsabilidad en actitud acrítica, o si les obedeces sin pararte a pensar si vuestra cooperación beneficia a todo el mundo, se alejen de ti. Rebajarán su grado de cooperación hasta un nivel más seguro, hasta que hayas evolucionado lo suficiente y puedas ejecutar trabajos de envergadura sin causar daños. Sucederá lo mismo si, tras transferirte alguna propiedad que tú les hayas solicitado, no la aplicas y aun así les ruegas que te transmitan nuevas capacidades y mayores saberes. Los maestros etéreos se niegan también a facilitar conocimiento a quienes solo buscan lo sensacional, a quienes solo desean satisfacer necesidades superficiales. No pidas más de lo que realmente precisas y piensas aplicar, y antes de pedir, asegúrate de que la tarea no puede hacerse mediante procedimientos que no requieran el empleo de la energía etérica. Si existe un camino normal para abordar una cuestión, tómalo.

Encontrar el colaborador adecuado para una finalidad

Los seres etéreos poseen talentos extraordinarios muy específicos. Al escoger a tu "compañero de trabajo" procura que sea el adecuado. Más adelante explicaré cómo elegirlo. Como medida de seguridad, antes de iniciar el trabajo, pregúntale si desea cooperar y si se considera apropiado para la tarea.

Para comunicarse eficazmente con los seres etéreos es necesario saber leer entre líneas

Muy raras veces los seres de las dimensiones etéricas se comunican de una manera tan directa como los humanos. Para empezar diré que los mensajes realmente importantes los expresan de una forma velada. Has de aprender a interpretar metafóricamente, a interpretar los símbolos de lo que desean transmitirte sin que medie expresión verbal: su conducta, las experiencias que comparten contigo, las percepciones que te facilitan. En muy contados casos un consejero etérico te dirá: "Haz esto o haz lo otro"*. Por regla general, sus mensajes solo pueden ser entendidos

---

* Existen casos de personas que aseguran que se comunican con seres pretendidamente etéreos que no paran de darles órdenes. Analizando estos casos uno se da cuenta de que tales "maestros" son más bien partes reprimidas de la personalidad del médium, que además es víctima de una ambición de poder muy profunda e inarmónica. Quien trata de convertir a otros en marionetas no puede enseñar espiritualidad, por muy llamativo que sea su título y su comportamiento. El carisma no es un asunto exclusivo de los individuos

tras un minucioso análisis. A menudo les satisface que respondas a sus preguntas con otra pregunta. Aunque puede resultar molesto a veces, este método de la pregunta nos permite reflexionar de una forma eficaz acerca de nuestro problema, ofreciendo cierta orientación a los pensamientos. Además, nos sirve para aprender a sentir lo que sucede en nuestro interior y para desarrollar nuestra capacidad de enseñar en el terreno espiritual.

Los seres etéricos poseen otras características que frecuentemente originan grandes malentendidos:

A. Entienden tus palabras en un sentido literal, dando por supuesto que tú sabes por qué deseas una cosa u otra. Se esforzarán por darle cumplimiento a tus deseos –salvo que entren en colisión con el orden cósmico– siempre que les satisfaga lo que les das a cambio, o bien si se trata de tus maestros personales, expertos en el trato con los humanos y con sus particularidades.
B. Solo acuden cuando se les llama.
C. Solo desaparecen si te despides expresamente de ellos, o cuando se aburren demasiado.

Respecto de A: ¿qué hay de problemático en este punto? Por desgracia, hay muchas personas que no reflexionan lo suficientemente acerca de si lo que solicitan de los poderes etéreos es apropiado o no para hacerlas felices.

Respecto de B: puede ocurrir que no pase nada, lo cual se deberá a que no se le ha pedido expresamente a ningún ser etéreo que acuda, ofreciéndole algo a cambio de sus servicios (intercambio=ofrenda).

Respecto de C: quizás ocurran constantemente cosas no deseadas. La causa radica en que los seres convocados han sido

---

maduros y bien intencionados. Hitler también lo poseía y siendo como era tan convincente, condujo a muchas personas, que delegaron en él su responsabilidad, a la ruina.

generosamente obsequiados sin que nadie les diga qué deben hacer, y en lugar de permanecer "con los brazos cruzados", reaccionan cada vez que captan un pensamiento intenso, concentrado y cargado de emoción, intentando cumplir la "instrucción". Si no se les despide expresamente y siempre que no tengan nada más importante que hacer, suelen optar por quedarse y hacer cosas por iniciativa propia, hasta que consideran que han realizado un trabajo suficiente para compensar la ofrenda recibida.

Un consejo final: no establezcas comunicación con los habitantes de las dimensiones etéricas cuando te halles muy excitado emocionalmente, cuando la cuestión a tratar remueva muchas cosas en tu interior o cuando estés muy cansado o estresado*. Tampoco deberías solicitar la ayuda de los "espíritus" con objeto de perjudicar a alguien o de obtener un beneficio sin dar nada a cambio. En tales casos es muy probable que no captes nada o que malinterpretes los mensajes sutiles, que actúes con descuido, que les des un trato demasiado tosco a estos seres tan sensibles o que te arriesgues a ponerte en contra del orden universal. Todo esto, además de impedir que lleves a cabo tu proyecto, puede complicar durante mucho tiempo tu cooperación con ellos, y por si esto fuera poco, puedes poner en marcha ciertas cosas de las que después te arrepentirías. Respeta las reglas anteriores y no tendrás ningún problema en tus "relaciones interdimensionales".

LA OFRENDA, UN PRINCIPIO –A MENUDO MAL COMPRENDIDO–
DE INTERCAMBIO JUSTO Y CONFORME CON LAS LEYES DEL
ORDEN DIVINO

Al recibir un obsequio que sea importante para ti deberías ofrecerle algo igualmente valioso a cambio, con el fin de respetar

---

* Constituyen excepciones a esta regla los contactos con tu Yo superior, tu Niño interior, tu Ángel de la guarda, o un animal de poder con el que lleves mucho tiempo cooperando y que conozca tus particularidades.

el orden cósmico y no generar "karma negativo". En esta idea se fundamenta la costumbre de ofrendar algo a los seres etéreos.

Si lo que ofreces es algo que necesitas para sobrevivir, para conservar la salud o para vivir alguna experiencia importante, párate a pensarlo. Te castigarías a ti mismo, y eso no es ni mucho menos lo que se pretende, porque iría en contra de las leyes naturales. Las plantas suministran el oxígeno que los animales y los hombres precisan para respirar; si se lo guardasen para sí, ese mismo oxígeno las envenenaría. Para ellas, el oxígeno es un residuo tóxico, producto de su metabolismo, que deben eliminar; para nosotros, en cambio, es un elixir vital sin el que no sobreviviríamos más allá de unos pocos minutos. Si nosotros liberáramos el oxígeno que necesitamos y las plantas hicieran lo mismo con el dióxido de carbono, se interrumpiría el ciclo de la vida y todos pereceríamos a causa del error. Estos mismos principios rigen el trabajo energético y la cooperación con los seres sutiles. Respetándolos, los resultados de nuestras acciones siempre serán adecuados desde un punto de vista cósmico, o lo que es igual: generarán "buen karma".

Los chamanes, suelen ofrecer a los "espíritus" –así denominan ellos a los seres etéreos– alimentos ritualmente consagrados, tales como tabaco, harina, leche, miel o esencias olorosas, a cambio de sus servicios curativos. También la incineración de algunos objetos y sustancias, siguiendo el rito adecuado, libera ciertas propiedades que son muy apreciadas por los seres sutiles. Otra contraprestación, válida en determinadas circunstancias, consiste en generar emociones muy potentes relacionadas con el propósito perseguido. Esto último es la base de numerosos rituales tántricos. En ocasiones, los seres etéreos desean que el ser humano lleve a cabo algún trabajo importante, en su mundo o en el nuestro, que ellos mismos no consiguen realizar. ¡Nunca nos exigirán ningún sacrificio que pueda limitar nuestra capacidad de amar, nuestra consciencia o la responsabilidad de nuestros actos! Al contrario, sus peticiones siempre serán acordes con el orden cósmico y por ello mismo, purificarán al dador, ya sea de forma material, energética, psíquica o emocional. Nos librarán de algo que nos impida desarrollarnos, nos procurarán nuevos espacios libres, mayor salud, más energía, del mismo modo que la "ofrenda del oxígeno" mantiene sana a la planta y favorece sus funciones metabólicas.

Hay casos en los que la ofrenda propuesta por un ser sutil puede parecernos cruel, dolorosa o carente de sentido. Entonces conviene recordar con qué frecuencia nos aferramos precisamente a aquellas energías, objetos materiales, conductas y emociones que tanto nos perjudican, a nosotros y muchas veces también a nuestro entorno, y que obstaculizan nuestro crecimiento integral. Es posible, no obstante, que se trate de una de las pruebas mencionadas más arriba, que lo que se espere de ti sea justamente que rechaces la solicitud, de una manera cortés pero firme, y que escojas algo más adecuado. Reflexiona y averígualo, bucea en tu interior, habla de ello con algún amigo o consulta un oráculo. Sea cual sea el resultado, no olvides que lo que importa realmente es el camino. Al recorrerlo te fortaleces y se acrecienta tu capacidad de ser feliz.

El reiki como ofrenda

Los "reikianos" siempre disponen de algo bueno que ofrecer a sus amigos etéreos: ¡la fuerza vital universal! La idea puede parecer un tanto extraña si nos paramos a considerar que los seres sutiles ya poseen la fuerza vital de una forma natural, pero no hay que suponer que los habitantes de otras dimensiones dominan todas las formas del trabajo energético. Quizás tengan el reiki a su disposición, pero también es posible que no lo tengan, y aunque algunos pudieran trabajar con la fuerza vital, ¿no crees que les satisfaría que otro ser les regalase una sesión? Además, hay proyectos que requieren la colaboración de muchos seres para verse coronados por el éxito. En la parte práctica de este capítulo entraré en detalles acerca de cómo transmitir la fuerza vital a los seres etéricos. No obstante, no recurras inmediatamente al reiki cuando se trate de ofrendar algo. Por ejemplo, no dejes pasar la oportunidad de sacrificar algo que constituya una carga para ti. De todas maneras, añade un poco de reiki a tu ofrenda. Reflexiona en cada caso acerca de cuál es la ofrenda idónea. No pienses que no posees nada de lo que valdría la pena desprenderse. Siempre hay algo de lo que prescindir. Piensa, por ejemplo, en la cantidad de veces que respiras cada día.

Dirigirse a los seres etéreos del modo adecuado

Existe una manera tradicional de dirigirse a los seres etéreos. No tienes que aprender el texto de memoria, sino reproducirlo con tus propias palabras. Las hallarás cuando hayas comprendido la esencia del texto.

> Acudo a ti como un enfermo en busca de curación. Acudo a ti como un ignorante en busca de conocimiento. Acudo a ti desamparado, en busca de ayuda y protección. Acudo a ti desvalido, en busca de poder para servir mejor. A cambio de tus servicios, te ofrezco...

Para acabar el contacto se puede emplear el texto que sigue:

> Te agradezco tu colaboración y tu apoyo. Por ahora, nuestro tiempo común ha concluido. Te ruego que vuelvas a acudir cuando te convoque. Regresa a tu patria. ¡Que la luz, el amor y la bendición del poder creador te acompañen!

Input Entrada Posibilidades perceptivas/sentidos.		**Output** Salida Posibilidades expresivas y de manipulación.

Yo superior

Percepción directa de todos los planos existenciales.

Plano de unión relativa del espacio y el tiempo.
Tareas: velar por el proyecto vital/ aconsejar con un sentido integral/ función de maestro espiritual/ sanador interior.

"Coincidencias", oráculos dirigidos por el azar.

Yo medio

Todos los sentidos "normales": la vista, el olfato, el gusto, el oído, el tacto y el sentido kinestésico.

Plano del análisis del mundo material.
Tareas: solucionar los problemas del "aquí y ahora". Comprensión racional y manipulación del mundo. Establecer metas futuras/comprender el pasado/procesamiento constructivo de la energía emocional. Construir patrones mentales y conductuales inconscientes que nos faciliten la vida diaria.

Lenguaje, expresión corporal consciente, gestos provocados por las pautas mentales y conductuales inconscientes.

Niño interior

Los sentidos denominados etéreo-energéticos: telepatía, emotiopatía, clarividencia, precognición, retrocognición, sensibilidad para el péndulo, visión del aura y todos los demás tipos de percepción energética.

Plano de síntesis, magia, misticismo.
Tareas: extraer energía del contacto con la creación en el nivel material con el fin de nutrir los procesos vitales. Almacenamiento de recuerdos. Flujo emotivo compensador de las evaluaciones analíticas de la razón. Sanador interior y maestro en el sentido mágico chamánico.

Manipulaciones mágico energéticas, como la psicokinesis, la magia basada en la simpatía, la transmisión de energía con efectos psíquicos, la teleportación, la levitación, la materialización, etc. Expresión corporal de energías emotivas.

Emplea estas fórmulas siempre que te comuniques con los seres sutiles, ya se trate de un Yo superior, de un animal de poder, de ángeles o de cualquier otro amigo etéreo.

Ensayar la comunicación con los ángeles, animales medicinales y otros amigos exóticos

Voy a presentarte un programa de entrenamiento completo para contactar y cooperar eficazmente con los seres etéreos. Hazte ese favor, créeme: lo necesitas. Comprendo que sientas deseos de pasar estas páginas y entrar de lleno en los trabajos energéticos, pero sin un entrenamiento previo posiblemente no alcances el resultado previsto. Las mejores expectativas de éxito a la hora de escribir una novela se tienen cuando se ha aprendido antes el abecedario. Te hablo desde mi propia experiencia, la paciencia no es precisamente una de mis virtudes...

Un requisito básico para cualquier trabajo energético es lograr la máxima integración del Niño interior en el conjunto de la personalidad. El concepto de Niño interior procede de la doctrina HUNA, una tradición espiritual de origen polinesio que tiene bastante en común con la fundación del método Usui del reiki; existen una serie de indicios que hacen suponer que el método reiki fue desarrollado, hace muchísimo tiempo, por esos lares. Pero esa es otra historia...

Volvamos al Niño interior, que es la parte del ser humano que contiene y controla la memoria, las emociones e instintos, la vitalidad y las capacidades de percepción etérea. El Niño interior no procede con lógica, sino que es amante del juego, es enormemente creativo y está muy dotado para comprender de manera intuitiva circunstancias muy complejas. Le gustan las metáforas, el placer de los sentidos, y por ello está muy ligado al cuerpo y a la corporalidad en general. En el siguiente ejercicio aprenderás a establecer contacto con tu Niño interior mediante un método reiki de segundo grado, y también a administrarle la fuerza vital directamente; si lo realizas con regularidad y con la frecuencia suficiente, tu Niño interior se integrará cada vez mejor en el conjunto de tu personalidad, y hará notar su presencia en tu consciencia de múltiples formas. Procura respetar su visión del mundo, tan distinta de la de tu Yo medio, esto es, tu parte racional y consciente. Permítete soñar y jugar, dedícale más atención a tu cuerpo y a sus necesidades, siente y expresa tus emociones: alcanzarás un estado de vitalidad y de creatividad quizás insospechado.

Antes de entablar comunicación con los seres sutiles deberías forjar una buena relación con tu Niño interior –lo cual requerirá algún tiempo–, pídele su colaboración y mantén el contacto hasta que hayas concluido el trabajo. Entonces lo despedirás agradeciéndole su ayuda. Tu Niño interior te puede ser muy útil cuando se trate de cooperar con los habitantes de otras dimensiones existenciales.

Una regla válida para todos los contactos reiki a distancia es que siempre debes hacerlo de una manera consciente, o sea, que solo deberás establecer la comunicación cuando hayas volcado toda tu atención en ello. Cuando se te acabe el tiempo, despídete con cuidado y con consciencia, tal como te lo enseñaron en el curso básico de segundo grado. Es un error pensar que se puede mantener una comunicación permanente con, por ejemplo, tu Yo superior. *Tanto en el trabajo energético como en el desarrollo personal, la única forma de avanzar consiste en concentrar la atención en lo que estamos haciendo.* Si deseas evolucionar con rapidez y sin correr riesgos, si quieres aprender a manejar con competencia las formas superiores de trabajo energético que se describen en este libro, habitúate a controlar y a vivir conscientemente todo lo que esté relacionado con ello.

Ejercicio 1: fortalecer la relación con nuestro Niño interior

a) Utiliza los dos símbolos y sus correspondientes mantras característicos del tratamiento reiki a distancia, junto con la siguiente fórmula: "Niño interior de... (persona con cuyo Niño interior se pretende establecer la comunicación). Aleja las palmas de las manos de tu cuerpo, imaginándote que tu Niño interior se halla en el sitio hacia el que se dirigen. ¡No intentes visualizarlo! Deja en sus manos la iniciativa, ábrete a lo que pueda ocurrir. Usa algunos símbolos y mantras potenciadores para acrecentar el flujo de la fuerza vital. Tras la sesión, que al comienzo durará entre tres y cinco minutos y que tendrá una frecuencia de una o dos veces por semana, anota brevemente y en un cuaderno especial las percepciones que hayas tenido durante el contacto; no olvides poner la fecha.

Mientras estés en comunicación con el Niño interior, ve fijando sucesivamente la atención en todas las zonas de tu cuerpo con objeto de captar cualquier cambio que pueda producirse. ¿Qué pensamientos desfilan por tu mente?, ¿se despiertan en ti ciertas emociones o de repente te asaltan ciertos recuerdos y deseos? Bajo estas formas pueden aparecer los primeros intentos de contactar contigo por parte de tu Niño interior. No esperes contemplar imágenes en tres dimensiones, o que aparezca la imagen de un Niño interior con rostro angelical capaz de revelarte conocimientos profundos, mensajes trascendentales para la humanidad o profecías de futuro. El Niño interior no se ocupa de semejantes asuntos. Ten en cuenta que necesitarás una serie de sesiones antes de que vuestra cooperación adopte formas más concretas. Si eres capaz de avanzar con mayor rapidez, enhorabuena. No olvides despedirte cuidadosamente tras el contacto.

b) En el caso de que solo poseas la iniciación de primer grado, ejecuta el ejercicio de la manera siguiente. Coloca una cualquiera de tus manos sobre la parte inferior del abdomen, justo encima del hueso del pubis (segundo chakra) y la otra en el perineo (primer chakra). Mantén la posición entre diez y quince minutos, dejando fluir la energía vital. Percátate de los cambios que se produzcan, como en el apartado anterior. No esperes nada concreto y ocurrirán muchas más cosas. La experiencia demuestra que, con las técnicas del primer grado, se suele tardar más tiempo en establecer la comunicación, pero también aquí es posible que el Niño interior aparezca inmediatamente. En cualquier caso, permítele que lo haga a su modo, no le prescribas nada.

La energía vital y tu Yo superior

Tu Yo superior vela por tu proyecto vital. Cuando tu modo de vivir se aleje demasiado de tus objetivos, te alertará acerca de los perjuicios que te estás causando y te aconsejará sobre la forma de hacerlo mejor. Nunca te ordenará nada, porque respeta la libertad del Yo medio y del Niño interior. Si el Yo medio le proporciona la necesaria energía adicional, sus avisos serán más frecuentes, claros e intensos. La fuerza vital es una herramienta idónea para que esto suceda. Los contactos regulares con tu Yo superior poseen además la ventaja de permitirte ir transformando paulatinamente esta parte de tu personalidad, que posee potenciales muy especiales, en uno de tus recursos conscientes. Recuerda que el Yo superior se desenvuelve en un plano que difiere bastante del nuestro en cuanto al tiempo y al espacio. Él juzga la vida, la moral y la ética, desde un ángulo distinto al del Yo medio y el Niño interior. Pero atención, por muy fantásticas que sean sus cualidades, tampoco es perfecto, ni omnisciente, ni completamente sabio. No lo confundas con Dios. El conjunto formado por el Yo superior, el Yo medio y el Niño interior equivale a un ser humano: tú por ejemplo. Ni más ni menos. Si colocas una parte de tu ser en un pedestal, estarás creando una estructura jerárquica que puede llegar a impedir la evolución de las restantes partes. El Yo superior, el Yo medio y el Niño interior son iguales en importancia, aunque sus opiniones acerca de la vida y el universo sean diferentes. Cada uno de ellos posee sus ventajas y sus inconvenientes particulares. Así, pueden aprender a complementarse y lograr más cosas a través de la cooperación. La colaboración en pie de igualdad de estos tres componentes constituye uno de los grandes desafíos de la verdadera evolución espiritual.

La idea de la trinidad se encuentra, dicho sea de paso, en prácticamente todas las religiones y tradiciones espirituales del mundo. Para los cristianos, por ejemplo, se trata del Padre, el Hijo y el Espíritu Santo (la "Madre divina" de los textos originales, casi inaccesibles por desgracia para el gran público). La mitología nórdica habla de Odin, Vili y Ve. El hinduismo, de Brahma, Vishnu y Shiva.

"Como arriba es abajo" reza la antigua regla esotérica atribuida a Hermes Trismegisto, un gran maestro espiritual de la antigüedad. El interior del ser humano refleja cómo son, a mayor escala, las energías divinas que crean y sostienen el mundo, procurando su constante perfeccionamiento.

En los contactos a distancia del segundo grado reiki se aprovechan de modo sistemático las particularidades del plano existencial donde reside el Yo superior. Me refiero en concreto a que en dicho plano existencial prácticamente no existen el espacio y el tiempo. En él es posible, por ejemplo, transmitir la energía vital universal, sin pérdida de tiempo ni merma de su eficacia, a cualquier sitio. Incluso son posibles los tratamientos reiki en el futuro o en el pasado. Siento no poder incluir aquí más detalles sobre este interesante tema, puesto que nos faltaría espacio.

Al contactar frecuentemente con tu Yo superior empleando los métodos que voy a exponer y dándole reiki indirectamente, ya sea con las herramientas del primer grado o con las del segundo grado, estarás creando las bases para una mejor cooperación entre los tres segmentos de la personalidad. Naturalmente, este no es un proceso que comience hoy y termine mañana, pero notarás muy pronto sus benéficos efectos. Tu Yo superior y tu Niño interior serán tus guías y tus ayudantes en cualquier trabajo de colaboración con otros Yoes superiores o demás seres etéreos. Si te asalta la duda y no sabes cómo resolverla, adminístrales mucho reiki a tu Yo superior y a tu Niño interior y ruégales que te ayuden. Siempre que exista una solución para tu problema, harán todo lo posible por socorrerte. No obstante, no olvides nunca que la responsabilidad inherente a tu forma de vivir has de asumirla tú conscientemente. Si no es así, ni siquiera veinticuatro horas seguidas de contacto con tu Yo superior y tu Niño interior podrían hacerte evolucionar. Ellos "únicamente" pueden brindarte el apoyo necesario para que tu Yo medio se ayude a Sí mismo.

Ejercicio 2: fortalecer la relación con tu Yo superior

a) Utiliza los símbolos del tratamiento a distancia y de la potenciación energética, junto con los mantras correspondientes. Establece la comunicación inequívocamente, mediante la fórmula "Yo Superior de... (nombre y apellidos de la persona con cuyo Yo Superior se pretende entrar en contacto)". Aleja las palmas de las manos de tu cuerpo, imaginándote que el Yo Superior se encuentra allí donde se dirigen tus palmas. ¡No intentes visualizarlo! Déjale a él la iniciativa y permanece abierto a lo que pueda suceder. Emplea algunos símbolos de potenciación, y sus correspondientes mantras, para administrarle un flujo máximo de reiki. No olvides despedirte e interrumpir el contacto. Bajo ningún concepto debe quedar abierto. Por lo demás, sigue las instrucciones dadas en el ejercicio 1a.

b) Si tu iniciación es de primer grado, fortalece tu relación con tu Yo Superior colocando una mano sobre tu sexto chakra principal y la otra sobre el quinto. Mantén la posición entre diez y quince minutos y deja fluir la fuerza vital mientras formulas tu deseo de entrar en contacto con tu Yo Superior*. Sigue las instrucciones del punto 1a, reparando en los cambios que captes en tu interior. No esperes nada determinado y todo podrá ocurrir. Anota posteriormente tus experiencias. Mediante las técnicas del primer grado suele tardarse más tiempo en establecer la comunicación, aunque también aquí es posible que se presente con rapidez. En cualquier caso, concédele la libertad de aparecer cómo y cuándo quiera, sin presionarlo.

EJERCICIO 3A: ESTABLECER CONTACTO CON UN ANIMAL DE PODER A TRAVÉS DE TU YO SUPERIOR

Este ejercicio solo se puede practicar de modo satisfactorio cuando se conocen las técnicas del segundo grado. Entabla la comunicación con tu Yo superior de acuerdo con las instrucciones del ejercicio 2a. Explícale que deseas conocer a un animal de poder que te ayude a resolver cierto problema o a desarrollar tu personalidad en general. Añade nuevos símbolos potenciadores, con sus correspondientes mantras, con objeto de suministrarle a tu Yo superior la fuerza vital necesaria para cumplir la tarea. Aguarda hasta que un animal, sea cual sea, se presente ante tu ojo interior. Pregúntale si quiere colaborar contigo. Si lo encuentras desganado o desinteresado, pregúntale qué has de hacer para que esté dispuesto a brindarte su apoyo. En caso de que continúe mostrándose reacio, despídete de él con el debido respeto y con independencia de cómo se haya portado contigo. Recuerda que podría ser una prueba destinada a determinar si

---

* Quizás te extrañes de no haber leído lo mismo respecto al contacto con el Niño interior. En tal caso no era necesario, puesto que la conducta de uno y otro difieren básicamente.

estás lo bastante maduro y posees la suficiente estabilidad emocional como para que la cooperación funcione correctamente. No pienses que puedes engañar a un "espíritu", se daría cuenta enseguida y tardarías demasiado tiempo en volver a gozar de la oportunidad de entablar una nueva relación con otro ser etéreo.

Si no has tenido éxito al primer intento, pídele a tu Yo superior que busque un contacto más adecuado y, si el resultado vuelve a ser negativo, despídete de él agradeciéndole su ayuda y la experiencia que te ha proporcionado. Pasado algún tiempo, vuelve a insistir. Posiblemente tengas que intentarlo un cierto número de veces hasta que se establezca un contacto fecundo. Ten paciencia y considéralo como una prueba encaminada a determinar si tu interés es auténtico. Consulta un oráculo y averigua qué cambios deberías introducir en tu personalidad para mejorar tus condiciones de contacto con los seres etéreos. La tabla pendular nº14 del apéndice puede servirte.

El método descrito es adecuado para contactar con todo tipo de seres sutiles. ¡No olvides nunca despedirte de tu contacto a distancia!

Ejercicio 3b: escoger un animal de poder a través de las "cartas de poder" y entrar en contacto con él

Hace algún tiempo, la Windpferd Verlag editó una herramienta idónea para el trabajo con los animales de poder: las *Cartas de poder de Sams/Carsons*. Si deseas escoger un animal de poder mediante un oráculo, esto es, en colaboración con tu Yo superior, plantéate la siguiente pregunta: ¿Cuál es el animal de poder más apropiado para ayudarme a desarrollar mi personalidad?, o bien, ¿qué animal de poder podría ayudarme a resolver el problema... (descripción del problema)? Baraja las cartas y extrae una mientras meditas sobre el asunto. Te mostrará quién puede ayudarte.

Una alternativa a las cartas de poder pueden ser las tablas pendulares que encontrarás en el apéndice. El resultado podrá ser más o menos satisfactorio dependiendo de la experiencia que tengas con el manejo del péndulo. En cualquier caso, constituirá un estímulo para tu potencial personal. Quien presta su cooperación a través del péndulo es el Niño interior.

Los iniciados de primer grado pueden hacer lo que sigue. Coge la carta o una imagen –puede valer incluso un juguete de peluche– del animal y adminístrale reiki durante un periodo mínimo de un cuarto de hora, con frecuencia. Este acto simbólico, unido a la solicitud respetuosa de que te conceda su ayuda, puede darte unos resultados bastante interesantes. Se trata de una técnica de contacto que por diversas razones solo funciona cuando se aplica a animales de poder o a seres semejantes. ¡No sirve para tratar a distancia a las personas!

La comunicación con tu amigo etéreo resultará más rápida y versátil si se emplean las técnicas del segundo grado. Hazlo como sigue. Usa los símbolos del tratamiento a distancia y de la potenciación, junto con sus respectivos mantras. Dirígete al ser repitiendo tres veces la fórmula "Yo superior de... (nombre genérico del animal)". Aleja las palmas de las manos de tu cuerpo, imaginando que el animal de poder se encuentra situado en esa dirección. Será él quien decida cuándo lo ves ante tu ojo interno y bajo qué apariencia. Acrecienta varias veces el flujo de la fuerza vital universal. Descríbele tu problema y pídele, de un modo respetuoso, que te ayude. No tienes que hacer nada más. Si es posible, establece el contacto diariamente, manteniéndote a la espera de cualquier cosa que pueda ocurrir, y ¡no olvides despedirte!

Ejercicio 4: entrenar la percepción etérea realizando un dibujo meditativo en colaboración con un animal de poder

Este ejercicio solo puede realizarse con las técnicas del segundo grado*.

Prepara un bloc de dibujo y lápices de colores. Establece la comunicación reiki con tu Niño interior y con tu Yo superior. Contacta con un animal de poder, tal como se describía en las instrucciones de segundo grado del anterior ejercicio. Potencia varias veces el flujo energético. Ruégale al animal de poder que haga un dibujo meditativo sirviéndose de tus manos. Toma los lápices y deja que tus manos se muevan, sin tratar de controlar sus movimientos ni reflexionar acerca de lo que pueda representar el dibujo. Lo sabrás cuando esté acabado. No te olvides de darle las gracias a tu colaborador ni de despedirte de todos los contactos establecidos.

Todas las noches, antes de dormir, contempla con atención el dibujo que tu animal de poder ha hecho por ti. ¡No intentes analizarlo! Ha sido hecho para meditar. Con el paso del tiempo la imagen pondrá en marcha tus procesos de crecimiento interno, ayudándote a eliminar tus bloqueos. ¡Préstale atención a tus sueños!

Ejercicio 5. Ampliar la colaboración. Baila con tu animal de poder

Este ejercicio solo pueden realizarlo aquellos que hayan sido iniciados en el segundo grado.

Procúrate un rato de tranquilidad y un espacio donde nadie te moleste y lo suficientemente amplio como para que puedas

---

* Claro está que existen otros métodos para alcanzar un resultado parecido. El chamanismo, la magia, etc., son herramientas eficaces. No obstante, para utilizarlas se requiere una formación bastante amplia.

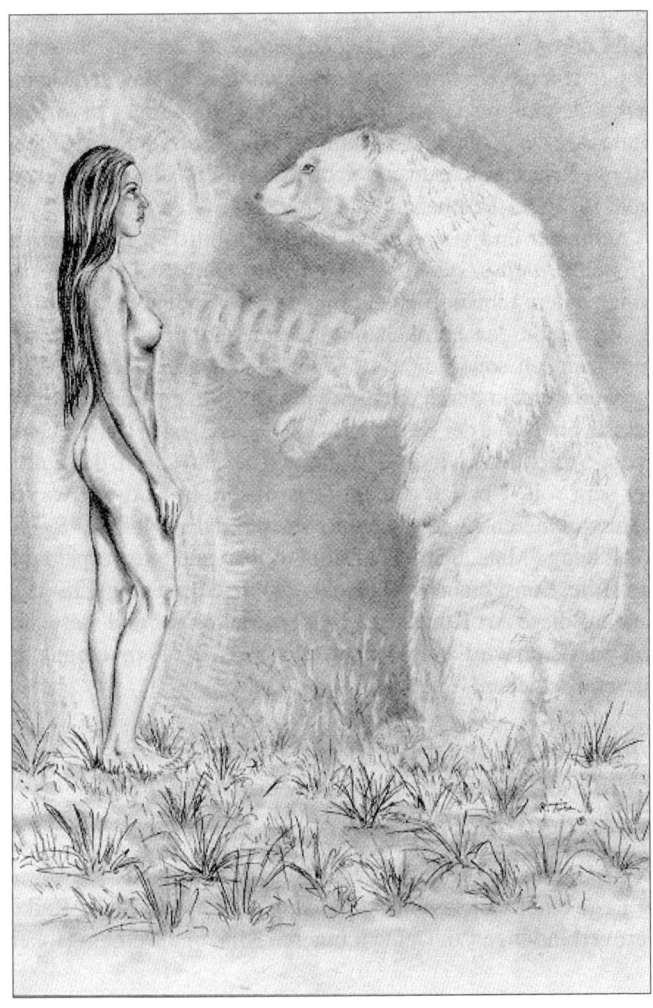

La cooperación con los animales de poder contribuye
a nuestra sanación y a nuestra autorrealización

moverte a tus anchas sin tropezar con nada. Entra en contacto con tu Niño interior, tu Yo superior y un animal de poder. Potencia el flujo energético reiki con cada uno de ellos. Pídele al animal de poder que se aproxime a ti y te enseñe alguna danza benéfica. Déjale que dirija tus movimientos mientras te entregas al baile. No debes preocuparte, nada malo puede pasarte. La danza canalizada relajará tu cuerpo y quizás haga que tus emociones reprimidas afloren a la superficie. Cuando la danza haya concluido, o cuando tú consideres que ya tienes bastante, reposa al menos durante veinte minutos. Esto es imprescindible para asimilar al máximo sus efectos curativos. Da las gracias y despídete de todos tus colaboradores.

Ejercicio 6: canalización de un animal de poder

Este ejercicio requiere estar en posesión de la iniciación de segundo grado.

Prepara un casete, una cinta virgen y un micrófono. Formula por escrito la pregunta que quieras plantear, acerca de algo que te atañe personalmente. Debe ser una pregunta inequívoca, que no pueda ser contestada con un simple sí o no. Por ejemplo, sería inapropiado preguntar: "¿Qué sucedería si me fuese de vacaciones a América, Francia o Hong Kong, en enero, marzo o agosto?". Adecuada, en cambio, sería la siguiente: "¿Qué he de hacer para vivir la relación con mi pareja de una forma acorde con el orden cósmico?" o también "¿cómo debería reaccionar en mi trabajo frente al problema... (descripción del problema) de modo que mi conducta resulte provechosa para todo el mundo?".

Trata de estar tranquilo y de que nadie te moleste mientras dure el ejercicio. Establece el contacto reiki a distancia con tu Niño interior, tu Yo superior y un animal de poder. Aumenta varias veces la potencia de la corriente reiki en cada uno de los casos. Plantéale la pregunta en voz alta o mentalmente al animal de poder, en los mismos términos en que la hayas anotado y ruégale que te conteste. Pon en marcha la grabadora y comienza a hablar, expresando todo aquello que pase por tu mente. No ejerzas ninguna clase de censura, ni intentes hablar con buen estilo; cuenta sencillamente lo que estés percibiendo. Si esperas a que ocurra algo especial para contarlo, el ejercicio no funcionará. Notarás en qué momento se ha completado la respuesta. Las respuestas de los seres etéreos, dicho sea de paso, no suelen ser muy extensas: están habituados a ser concisos. Al escuchar posteriormente la cinta, con objeto de reflexionar acerca de la información recibida, deja a un lado todo lo que sean juicios morales, consejos moralizantes destinados a mejorar el mundo, mensajes dirigidos a otras personas, instrucciones del tipo "haz esto, no hagas aquello", etc. Ningún ser etéreo desvaría de esa manera, no prescriben comportamientos, sus palabras carecen de moralina. Sólo se ocupan de tu persona, salvo que alguien te haya pedido que establezcas el contacto en su lugar. A veces, las personas necesitan cierto tiempo para llegar a ser un canal nítido para los mensajes procedentes de otros planos existenciales. En los seminarios, quienes no poseen conocimientos previos suelen dominar la técnica en tres o cuatro días. Los autodidactas que realicen dos o tres ejercicios cortos cada semana precisarán unos tres meses.

Ten en cuenta que tendrás que hacer un mayor esfuerzo para canalizar la respuesta de un modo nítido cuando tú estés emocionalmente implicado en la cuestión, ya sea porque se trate de un problema íntimo o porque la persona que lo haya planteado tenga mucho interés para ti. En estos casos es preferible que sea algún amigo quien realice los contactos, alguien que posea la suficiente distancia emotiva.

No te olvides de despedirte de tus colaboradores agradeciéndoles su colaboración, ni de cerrar la comunicación a distancia como es debido.

Los métodos que se describen en los ejercicios que se extienden desde el punto 3a en adelante, también pueden utilizarse para cooperar con seres etéreos distintos de los mencionados. No obstante y según mi experiencia, lo mejor es iniciarse en el trabajo energético contactando con un animal de poder. Los animales de poder llevan miles de milenios conviviendo con los seres humanos y conocen sus particularidades; por regla general, son pacientes y no se enojan inmediatamente cuando, a causa de la inexperiencia, el trato que se les da no es el adecuado. Los animales de poder poseen numerosos y formidables recursos y, debido a sus "profesiones", se ven obligados a realizar bastantes viajes por nuestro planeta. Suelen tener sentido del humor, aunque en ocasiones resulte algo basto y extraño. Otros seres etéreos, en cambio, no entienden las bromas; son amables y serviciales, pero no saben jugar ni contar chistes. Quizás más adelante puedas enseñarles. Cuando te dé la impresión de que tu colaborador etérico está cansado o de que no sabe cómo seguir ayudándote, pregúntale si preferiría convocar a otro ser etéreo que lo sustituya. ¡No olvides que nadie lo sabe todo! Además, parece ser que los trabajos sistemáticos prolongados, carentes de los necesarios "recreos", hastían a los animales de poder. No están hechos para ellos. Y en el fondo, ¿quién lo está?

La sabiduría oculta de las plantas y los minerales

Este es otro ejercicio exclusivo para el segundo grado.

Resulta muy provechoso mantener contactos regulares con el Yo superior de un vegetal o un mineral, para que te explique qué potenciales espirituales posee en lo referente a la sanación y a la formación de la personalidad. Toma siempre notas y recuerda que has de darle al menos una aplicación práctica a tus nuevos conocimientos antes de solicitar más informaciones. De lo contrario, podría ser que se cerrase esta puerta. Los chamanes y otros sujetos que saben cómo cooperar con las fuerzas de la naturaleza obtienen bastante conocimiento de esta forma, un saber que no existe en ningún libro ni se transmite a través de ningún maestro humano. Asume tu responsabilidad –medida de prevención obligatoria para todos los trabajadores de la luz– comprobando cuidadosamente las informaciones que tu contacto te haya proporcionado.

Reiki del Arco Iris

Algunos ejemplos de colaboración con los seres etéreos

Son muchas las formas de colaborar con los seres etéreos, a veces es posible incluso resolver problemas cotidianos a través de ellos. Voy a darte algunas ideas.

1. Entra en contacto con el Yo superior de la casa en la que habitas y dale reiki regularmente, lo cual, con el paso del tiempo, mejorará la calidad de vida de todos los habitantes. Solicita del Yo superior que te dé consejos prácticos acerca de lo que habría que hacer por el inmueble. Te sorprenderá saber cuántas cosas se le ocurren. Trata de satisfacer, en la medida de lo posible, sus necesidades.
2. Establece contactos con el Yo superior de los ratones, ratas, moscas, hormigas o cualquier otro parásito que cruce con frecuencia tu espacio vital. Intenta averiguar por qué está ahí. A veces las hormigas invaden un hogar porque una fuerza de la naturaleza coopera con ellas y pretende avisar a los habitantes de que en ese lugar existen fuertes radiaciones terrestres, benéficas para ellas pero nocivas para el hombre. No tendría sentido, en tal caso, exterminarlas con cualquier producto químico.

La existencia de sabandijas es a menudo un indicio de que las estructuras energéticas o materiales de un lugar son o se han vuelto destructivas. Considéralo como un estímulo para regenerar las condiciones vitales del lugar, con lo cual te pondrías en sintonía con las leyes cósmicas. Los animales transmisores de los mensajes de los "espíritus" se marcharán a otros lugares cuando ya no haya necesidad de ellos en tu espacio vital sin que tengas que recurrir a venenos, trampas, etc.

A veces, estos animales solo necesitan ocupar el espacio vital adecuado de una manera temporal. También ellos son criaturas de Dios y han de cumplir una misión en este mundo. No hay ningún ser cuya existencia carezca de sentido. Ayúdales, por ejemplo formando un estercolero o amontonando hojas y hierbas en un rincón de tu jardín o en algún lugar cercano a tu casa. Explícale entonces al Yo superior de la especie animal de que se trate dónde pueden encontrar sus protegidos un buen lugar para vivir sin molestar a nadie. Adminístrale reiki a menudo, con objeto de que pueda cumplir satisfactoriamente su misión. No olvides que la relación de los animales con su Yo superior puede hallarse perturbada por el miedo, el pánico o el estrés que les producen las persecuciones, tal como les sucede a los hombres o a los vegetales, y que esto impediría que su Yo superior pudiera ejercer influencia sobre ellos.

En el caso de que una determinada especie se cruce varias veces en tu camino en un corto espacio de tiempo, consulta algún libro especializado que te ayude a entender cuál es el significado espiritual de dicha especie. Posiblemente, ese encuentro posea un profundo mensaje para ti. Ciertos chamanes se refieren a esto como a un "oráculo natural".

Dale reiki regularmente al Yo superior de tu jardín, de tu huerto o de un bosque, y pídele que te aconseje en relación con tus tareas hortícolas, que te informe sobre lugares curativos naturales y sobre determinadas plantas. Con el paso del tiempo, podrá enseñarte a establecer contacto con los devas y los elfos de un lugar determinado. Trátalos, cuando llegue el momento, con la máxima delicadeza, porque se asustan fácilmente, son muy sensibles frente a las emociones inarmónicas violentas y frente a la carencia de diplomacia y suelen sentir miedo de los seres humanos. No es de extrañar. Algunos seres sutiles son alérgicos al hierro y al acero. Por consiguiente,

antes de establecer los contactos, despójate de cualquier objeto hecho con tales materiales.
3. Cuando busques un nuevo piso o desees cambiar de lugar de trabajo, además de emplear los métodos evaluatorios corrientes, consulta con el Yo superior del sitio, para que te asesore acerca de su idoneidad y de su concordancia contigo.
4. Otórgale a tus propiedades la bendición del poder creador. Por ejemplo, dale reiki ocasionalmente al Yo superior de tu automóvil. En tiempos pasados esto era una práctica habitual, nos lo recuerdan aún hoy los bautizos rituales de los barcos. En la actualidad, hay regiones en las que se les pide a los sacerdotes que bendigan las herramientas de trabajo, los hogares, los animales, etc. Administrarle la fuerza vital universal a un Yo superior equivale a bendecir.
5. Acude a una fuente autorizada, el Yo superior de una planta, de un vegetal o de un animal, para conocer más cosas acerca de la naturaleza y de las leyes que regulan su funcionamiento.
6. Establece comunicación con el Yo superior del tiempo predominante en la región donde estés, dale reiki y pídele, siempre que esto esté en consonancia con el orden cósmico, que genere un clima más agradable.
7. Sintonízate con el Yo superior de un arroyo, dibújalo o baila con él.

Como ves, las posibles aplicaciones son muy numerosas e interesantes. Experimenta con ellas. Esto es solamente el principio, el nivel básico del Reiki del Arco Iris.

Capítulo V

EL REIKI DEL ARCO IRIS Y EL TRABAJO ENERGÉTICO CON LOS LUGARES DE PODER

GENERALIDADES ACERCA DE LOS LUGARES DE PODER

Cualquier lugar, cualquier ser u objeto material, posee a su alrededor un campo constituido por múltiples energías diferentes que forman una estructura más o menos firme. Este campo es la esencia de nuestra identidad, lo que nos distingue de las restantes formas de la creación, prestándonos un sello inconfundible y determinado, nuestro patrón de irradiación característico.

La irradiación, en sí misma, es variable, puesto que se ve afectada por nuestras interrelaciones con otros seres o cosas. En virtud de esos contactos, nuestro campo energético queda modificado. Puede ocurrir que determinados patrones externos penetren en él y se integren temporalmente, abandonándolo más tarde, ya sea en parte o por completo. Las alteraciones que se produzcan en el campo energético de un lugar, un objeto o un ser*

---
* Desde un punto de vista espiritual no puede existir una separación nítida entre estas tres manifestaciones.

pueden también ser ocasionadas por las variaciones de la potencia radiactiva de la totalidad o de ciertas partes del ente.

Los campos energéticos (auras) de los lugares, seres u objetos, interactúan, por regla general, en las siguientes circunstancias –el nivel cualitativo variará en función de cada caso particular:

a) Cuando en el momento del contacto hay de por medio emociones muy poderosas o cualquier otro despliegue energético de tipo cualitativo o cuantitativo en relación con el otro ente.
b) Cuando ambos entes tienen acceso a una misma base de comunicación, suficiente para efectuar intercambios, conscientes y diferenciados o inconscientes.

La intensidad del contacto y el consiguiente intercambio energético dependen de la receptividad de cada ente, así como de la potencia radiactiva de sus respectivos campos.

Examinando los lugares de poder a la luz de los hechos mencionados podría decirse que en realidad, y dándole al término un sentido amplio, todos los sitios merecen esa calificación. Pese a ello, no lo son de la misma manera para cualquier persona y en cualquier momento, porque ni su radiación, ni su intensidad ni sus propiedades cualitativas, son válidas universalmente. Dicho con otras palabras: el hecho de que tú te sientas muy a gusto cerca de un árbol centenario y majestuoso, o en un lugar de peregrinación, no significa que las demás personas deban experimentar lo mismo. A menudo sucede que, como condición previa, ha de incrementarse nuestra receptividad frente a las impresiones sutiles mediante el correspondiente proceso de aprendizaje, esto es, que debemos ampliar nuestra base antes de poder establecer comunicación con las dimensiones sutiles del mundo. Una vez conseguido esto, seremos capaces de sentir el especial poder que emana de un determinado lugar. Los lugares de poder son algo que te transmite fuerza, algo que te abre a un saber relevante o que ejerce sobre ti un influjo positivo en general. Ciertos lugares solo tendrán importancia para ti en un momento determinado, quizás una sola vez en toda tu vida. Otros, en cambio, te acompañarán durante mucho tiempo, tal vez a lo largo de toda tu existencia en este plano. Dichos lugares te brindarán su apoyo en momentos difíciles, te enseñarán a sortear los abismos de la vida y a gozar de los momentos culminantes. Son grandes maestros que han ayudado a mucha gente y que en cierto modo están ahí para eso. En lo que a ti respecta, puedes compensarlos administrándoles la fuerza vital y manteniendo la comunicación con ellos. Gracias a tu colaboración, el lugar de poder podrá continuar creciendo y aumentando su capacidad de ayudar y curar.

Si desarrollas tu capacidad para escuchar, observar y abrirte profundamente a lo que te rodea, pronto caerás en la cuenta de que a tu alrededor existe un gran número de lugares de poder dotados de las más diversas propiedades. Con el tiempo distinguirás cada vez mejor su individualidad y se acrecentará tu sensibilidad para percibir su consciencia y sus mensajes. Irás descubriendo progresivamente tanto sus cualidades como sus necesidades, y encontrarás numerosas formas de convivir y cooperar con ellos. Este capítulo pretende ayudarte a desarrollar este potencial especial y a emplearlo de manera constructiva. La fuerza vital universal facilitará las cosas, permitiéndote establecer contacto con los lugares de poder, con sus Yoes superiores y con los seres etéreos relacionados con ellos, y todo ello en un tiempo relativamente corto comparado con los muchos años de entrenamiento que precisan quienes lo intentan por otras vías.

Hay mucho que descubrir y mucho que aprender. Las primeras experiencias con los lugares de poder suelen producirse, preferentemente, en plena naturaleza, en el campo, tal y como Dios lo creó.

Reiki del Arco Iris

Las diferentes propiedades de los lugares de poder

Al pasear por el campo nos encontramos muchas veces con algún sitio que llama nuestra atención, que posee "algo de particular". Si permaneces durante un rato en un lugar así es muy posible que se apodere de ti un estado de ánimo extraño, que te sientas transportado. Personas que por "azar" han descubierto alguna vez uno de estos lugares de poder, regresan a él a menudo para regenerar sus energías, para vaciar su mente o aliviar sus dolencias psíquicas o físicas. Un compañero del reiki me contó que acudía frecuentemente junto a un determinado árbol para aliviar sus problemas cardiacos. La influencia curativa que el árbol ejercía sobre él era tan intensa que incluso pudo comprobarse con nitidez mediante un electrocardiograma*.

Los lugares que ejercen un influjo armonizador o vitalizador sobre el hombre, o que amplían su conciencia, se denominan lugares de poder positivos. Existen igualmente lugares de poder cuya radiación característica resulta perjudicial para los seres humanos**. Son sitios en los que se produce un mayor número de accidentes, enfermedades, estados anímicos inarmónicos o crímenes, donde los cristales se rompen con mayor facilidad y los aparatos eléctricos suelen funcionar mal. Se denominan lugares de poder negativos.

No siempre se puede adjudicar de forma inequívoca una categoría fija —negativa o positiva— a un lugar de poder. A veces sucede que un determinado efecto solo se da en ciertas personas, no todo el mundo capta obligatoriamente las radiaciones de un lugar de poder específico.

---

* El enfermo del corazón lleva durante un periodo prolongado un pequeño instrumento electrónico que registra su actividad cardiaca.
** Véase el capítulo VII de mi *Manual del péndulo*, donde se describen en detalle los diversos efectos de los lugares de poder negativos.

Se conocen numerosos lugares de poder de ambos tipos*. La mayoría de ellos, no obstante, permanecen más bien ocultos, pero no porque carezcan de eficacia, sino porque los seres humanos no han reparado en sus radiaciones o porque las han menospreciado. Así, parecen estar sumidos en una especie de sueño encantado, aguardando como "bellas durmientes" a que alguien venga a despertarlos y a colaborar con ellos, alguien que haya aprendido a oír sus delicadas voces y que se tome en serio sus mensajes.

Cuando hayas realizado cuidadosamente todos los ejercicios que se proponen en este capítulo, serás capaz de identificar los lugares de poder, de comprender sus diferentes potenciales y de comunicarte con ellos. Incluso te será posible, bajo determinadas circunstancias, crear nuevos lugares de poder o despertar a aquellos que permanecen dormidos, activando sus recursos y utilizándolos de modo constructivo, de la misma forma que solían hacerlo en tiempos remotos ciertas personas que estaban muy ligadas a la naturaleza.

Algunos de los métodos que siguen pueden emplearse con éxito si se posee la iniciación de primer grado. Para los restantes, el segundo grado resulta imprescindible. Otro requisito previo es haber leído el capítulo relativo a la cooperación con los seres sutiles, haber entendido sus fundamentos y realizado sus ejercicios básicos.

LAS DIVERSAS CATEGORÍAS DE LOS LUGARES DE PODER

Existen muchos tipos distintos de lugares de poder que poseen una vibración intensa, cada uno dotado de unos recursos específicos. A continuación hallarás una lista de todos ellos acompañada de una descripción detallada de sus particularidades.

---

* Últimamente se han publicado diversos libros en torno a la ubicación y a la historia de una serie de lugares de poder.

Léelas detenidamente y busca ejemplos para cada categoría en tu propia experiencia, de manera que tengas "colaboradores" preparados para ejecutar los ejercicios que describiré más adelante.

1. Lugares de poder creados por los hombres

Esta categoría incluye todos aquellos lugares cuya vibración y cuyo potencial de acción se han visto incrementados considerablemente por la actitud consciente o inconsciente de los seres humanos.

a) Lugares de poder donde se reúnan con frecuencia personas con un mismo estado de ánimo

Por ejemplo, una sala donde a menudo se reúna la gente con objeto de celebrar fiestas, con el paso del tiempo, absorberá tantas vibraciones del mismo tipo que acabará reflejando dichas impresiones energéticas a distintos niveles. Semejante circunstancia podrá ser provechosa cuando los propósitos de los reunidos coincidan con las vibraciones del lugar. En los dojos –tradicionales salas de ejercicios japonesas destinadas a albergar actividades relacionadas con las artes marciales, la meditación u otras disciplinas de ampliación de la conciencia– se hace hincapié en el cultivo de una determinada actitud mental. Con el tiempo, sus vibraciones reflejas le prestarán una estimable ayuda a todo aquel que se encuentre en ellas y que desee crecer espiritualmente.

b) Lugares de poder donde se liberen con frecuencia emociones poderosas

Un ejemplo negativo sería la atmósfera de las cámaras de tortura del Medievo, que todavía hace estremecerse a los visitantes. Vibraciones positivas se pueden percibir, por el contrario, en cualquier cuarto en el que unos niños felices hayan jugado durante muchos años. A veces, estas vibraciones son tan intensas que incluso algunos adultos sienten deseos de volver a jugar en ellos.

C) LUGARES DE PODER DONDE SE REALICEN CON FRECUENCIA Y REGULARIDAD TRABAJOS ENERGÉTICOS

Viejos altares, logias masónicas, templos, bosques sagrados, iglesias, etc., son lugares que con el tiempo adquieren las vibraciones características de las prácticas mágicas, chamánicas y místicas, efectuadas en ellos, y que se distinguen nítidamente de las de otros sitios por sus cualidades y por su potencia.

D) LUGARES DE PODER CARACTERIZADOS POR SUS PARTICULARIDADES ARQUITECTÓNICAS, GEOMÉTRICAS O MATERIALES

Existen edificios en cuya construcción se emplearon, consciente o inconscientemente, formas y materiales que actúan como una lente condensadora para determinadas vibraciones etéricas. Un ejemplo lo constituyen los acumuladores de orgón, ideados por el psiquiatra y científico austríaco Wilhelm Reich. Almacenan en un lado ciertas energías sutiles, gracias al orden alternativo de materiales orgánicos e inorgánicos, y las reflejan hacia el otro en forma de haz energético*.

E) LUGARES DE PODER QUE DEBEN SU PARTICULAR RADIACIÓN A PLANTAS NUCLEARES, ELÉCTRICAS O ELECTROMAGNÉTICAS

Cualquier reactor atómico, planta transformadora de energía eléctrica o torre de televisión, constituye un lugar de poder. En tales lugares, las vibraciones etéreas se ven muy afectadas por las potentes energías eléctricas, electromagnéticas o nucleares, que allí se concentran y se mueven. La fotografía kirlian se sirve de este principio básico de interacción entre las energías sutiles y

---

* Véanse sus textos "El descubrimiento del orgón" I y II, que se ocupan de sus investigaciones acerca de la energía vital.

las físicas para retratar, por ejemplo, la acción recíproca existente entre un campo eléctrico de alta tensión y el aura de un ser animado. En un principio, tanto esas interacciones como las fuerzas que las provocan no son negativas. Si se poseen los conocimientos necesarios, pueden servir incluso para curar. Sin embargo, cuando las energías son demasiado poderosas y/o caóticas, casi siempre resultan perjudiciales para el cuerpo y para la mente. Dado que hoy en día los arquitectos de estas grandes centrales no toman en consideración la coyuntura energética y su efecto sobre los seres vivos, conviene no entrar en contacto ni físico ni etéreo con estos lugares. No es una experiencia divertida, aunque tampoco puede causar daño si uno se atiene a los procedimientos reiki. Advierto, no obstante, que el contacto con ellos puede resultar muy perturbador desde un punto de vista emocional.

2. Lugares de poder creados por los seres etéreos

Los lugares propios de esta categoría también tienen un origen "artificial". Los seres etéreos suelen levantar sus estructuras energéticas respondiendo a finalidades muy diversas, tanto en sus propios planos existenciales como a veces también en el nuestro. Las edifican en aquellos lugares que, a causa de sus cualidades naturales, les parecen los más idóneos. La radiación de una estructura etérica que se halle altamente cargada de energía siempre penetra en otras dimensiones, desencadenando, en ciertas circunstancias, reacciones muy variadas que pueden rebotar hacia el plano donde se halla la estructura emisora original. Este es el principio de funcionamiento de los rituales, los amuletos y otros objetos de poder.

A) Lugares de contacto

Existen una especie de puentes que llevan de un plano existencial a otro o a otros. Algunos –pocos– permiten en determinadas circunstancias una transición material completa hacia otra dimensión. Por ejemplo, ciertos lugares del triángulo de las Bermudas. La mayoría, por el contrario, solo abren una línea de comunicación. Acrecientan la facultad de percibir, a través de los sentidos, otras dimensiones de la creación, de recibir mensajes procedentes de otros planos y de enviarlos uno mismo. En dichos lugares suelen encontrarse construcciones megalíticas, círculos de piedras, templos y túmulos. He incluido esta clase de lugares entre los creados por los seres etéreos porque ellos fueron, por regla general, sus constructores. Por descontado que los seres humanos también son capaces de generar estructuras energéticas similares, aunque se requiera cierta formación, experiencia, paciencia y excelentes conexiones con los "espíritus".

B) Refugios

Los seres etéreos que desarrollan alguna actividad en este plano, como los ángeles o los maestros espirituales, sin encarnarse ni materializarse, necesitan una especie de base o refugio que les permita mantenerse aquí sin grandes esfuerzos. No obstante, estos grandes ayudantes son capaces de alejarse del lugar, que representa para ellos una importante fuente de energía. Su potencial de acción suele ser mayor cuando se hallan en él. En épocas remotas, los hombres solían levantar templos o altares en esta clase de lugares, a donde acudían siempre que precisaban apoyo espiritual. Acudir a un refugio es muy conveniente para todas aquellas personas que se encuentren en una encrucijada vital, para descansar del ajetreo cotidiano, tomar conciencia del sentido y la finalidad de la existencia y hallar consejo y comprensión.

c) Aparatos de energía etérea

Existen una serie de opciones para acumular, estructurar de un modo adecuado y estabilizar permanentemente las energías etéricas destinadas al cumplimiento de una misión determinada. Ciertos seres de otras dimensiones, al igual que algunos humanos, dominan el arte de la construcción y el empleo de tales plantas energéticas. En tiempos remotos estos artilugios se usaban para influir en el clima, para ayudar a todo tipo de seres vivos y etéricos a convivir armoniosamente incluso en situaciones difíciles y para comunicarse a grandes distancias. Sus aplicaciones son muy variadas. La mayoría de estas plantas permanecen "dormidas" actualmente, esperando a que alguien las despierte y las utilice.

d) Lugares de poder con cometidos especiales

Los pueblos primitivos siguen acudiendo a determinados lugares para celebrar ciertos ritos: acciones de gracias por las cosechas, bendición de hogares, iniciación de curanderos o de líderes tribales, preparación de jóvenes para la edad adulta, etc. A menudo se trata de sitios donde existen posibilidades de contacto con aquellos seres sutiles que desean colaborar con los humanos en un ámbito definido. Estos lugares también pueden encuadrarse en otra categoría.

3. Lugares de poder naturales

En esta categoría entran todos aquellos lugares donde se concentran de una manera acentuada los flujos etéricos de la Tierra. Esta, al igual que los seres humanos, posee sus vías nerviosas, sus meridianos –tal como los describe la medicina tradicional china–, sus chakras y sus puntos de acupuntura. Posee también sus órganos sensoriales, como por ejemplo los árboles que crecen sobre su cuerpo, y una conciencia que, no obstante, difiere bastante de la humana. La Tierra es también un habitante de este plano y, siendo como es la base existencial de todas las criaturas que la pueblan, está muy unida a sus "hijos". La unión del hombre y la Gran Madre, como la denominan los pueblos indígenas y los curanderos tradicionales, se fortalece a través de los rituales chamánicos u otros procedimientos en los que se emplee la energía terrestre con el fin de armonizar miedos profundos, dolencias psicosomáticas y toda clase de crisis vitales. El poder de la Tierra es enorme. He aquí una buena oportunidad para remediar los destrozos medioambientales ocurridos durante las últimas décadas. Hemos de recordar que no somos los amos de la Tierra, sino sus hijos.

A) ROCAS

Las rocas son los huesos de la Tierra. Una roca es un lugar ideal para potenciar la estabilidad interior. Así, podemos aprender a ser lo bastante fuertes como para dotar de sentido nuestra vida, para ser felices, superar las situaciones difíciles y hallar la paz interior. Las rocas, siempre en función de su ubicación, de su composición mineral y de los seres sutiles que cooperan con ellas, poseen diferentes tipos de energía.

B) CUEVAS

En una cueva te sentirás protegido, amparado y seguro, puesto que es el regazo de la Gran Madre. Acudiendo a una cueva y celebrando rituales que activen las energías sanadoras terrestres, puede uno liberarse de cualquier bloqueo que resulte difícil de eliminar. El proceso es parecido a las mudas epidérmicas de las serpientes. El individuo penetra en la cueva agobiado por el peso de sus preocupaciones y, tras el ritual, sale de ella radiante y libre, como un recién nacido del vientre de la Gran Madre. Ciertos pueblos primitivos celebran ritos cavernarios destinados a facilitar la transición hacia una nueva fase vital. Las cuevas, al igual que sus equivalentes chamánicos –las cabañas–, son idóneas para fortalecer el espíritu colectivo de una forma armoniosa y afectiva. Ya se trate de fomentar las buenas relaciones de unos seres humanos con otros o con el medio que los rodea, la cueva será capaz de unir lo diverso y de aliviar el dolor de la separación. Así, se comprende la potente acción curativa de los rituales llevados a cabo en cavernas a la hora de sanar desarmonías tanto físicas como psicomentales causadas por la represión o por la disociación de los componentes de la personalidad humana.

c) Árboles y bosques sagrados

Los árboles son una parte importante de la sensorialidad, la capacidad memorizadora y de desintoxicación de la Tierra. Los árboles centenarios poseen facultades especiales, un saber y una experiencia dilatados, acumulados tras muchos decenios, de los que podemos extraer consejos muy válidos para recuperar un modo de vida acorde con la naturaleza. Sus majestuosas copas se alzan en el cielo como enormes antenas dispuestas para captar todo tipo de energías. Sus hojas son receptores extremadamente sensibles, capaces de resonar con cualquier clase de vibración. Cada día se reduce el número de estos árboles gigantes, porque la tala de las selvas tropicales no se detiene. Con ellos desaparecen para siempre infinidad de formas de vida maravillosas, vegetales y animales. No sé si la humanidad comprenderá a tiempo el daño que nos estamos infligiendo a nosotros mismos y a nuestro entorno con la deforestación mundial. No sé si aún quedan posibilidades de detenerla. No quiero perder la esperanza. Además de intentarlo a través del compromiso político, de la transformación de la conducta personal y de la propagación pública de la información, podemos contribuir a la conservación de nuestra base vital común mediante los trabajos energéticos del Reiki del Arco Iris. Todo aquel que haya establecido alguna vez contacto con un árbol a nivel sutil, que haya conversado con él y conozca su amabilidad y su sabiduría, tratará de un modo distinto a los seres vegetales. Podemos administrarles reiki a los bosques para que soporten mejor los pesados efectos que se derivan de nuestra forma de vivir, o brindarles nuestro apoyo a los seres etéricos responsables de ellos, los devas y los elfos, para que puedan llevar a cabo sus labores.

D) CLAROS DE LOS BOSQUES

Los claros de los bosques formados de modo natural pueden ser el producto de un poderosa radiación terrestre de índole inarmónica, una especie de punto de desintoxicación, lo cual no es negativo en principio, o de absorción energética de alta capacidad. No resulta aconsejable para los seres humanos permanecer durante mucho tiempo en estos lugares.

Los claros también pueden generarse en alguno de los múltiples chakras de la Tierra. En tal caso, estarán llenos de vida y nos invitarán a quedarnos. Si permanecemos en ellos durante unas horas, disfrutando de la paz de nuestras ensoñaciones, armonizaremos nuestro cuerpo, nuestra mente y nuestra alma, restableciendo el equilibrio entre el descanso y el esfuerzo que precisamos para vivir. Recuerda que los chakras terrestres también pueden hallarse en otros lugares –véase el apartado 3g.

E) ACUÍFEROS

También en nuestra época los manantiales de aguas medicinales desempeñan un papel importante. Muchos balnearios se sitúan junto a manantiales cuya fama data de siglos. Los médicos modernos, desde luego, no se fijan en otra cosa que no sea la composición del agua y sus efectos bioquímicos mensurables sobre el metabolismo, pero el agua de muchas de estas fuentes puede ofrecernos algo más. No en vano, las aguas en general y los manantiales en particular, ocupan un lugar destacado en leyendas, epopeyas y cuentos de hadas. Para la Tierra, el agua es un elemento disolvente y un medio de transporte que, siguiendo ciclos rítmicos naturales e interminables, absorbe las energías y sustancias de toda índole que sobran en un lugar determinado para conducirlas a otro donde exista necesidad de ellas. Algunos seres etéreos optan por instalar sus refugios en los manantiales, estanques o cursos de agua. Por lo común, el agua favorece la comunicación –piensa en las bebidas que se ofrecen en las fiestas o a las visitas–, provoca un mejor flujo de las informaciones, tanto en el plano social como en el interior del cuerpo del individuo. También las corrientes emocionales poseen una intensa afinidad con el agua. La medicina tradicional china lleva muchos años trabajando con el nexo entre ambas. Quizás la predilección de la gente por pasar sus vacaciones cerca del agua tenga que ver con el hecho de que allí vuelven a fluir fácilmente las energías bloqueadas por la vida cotidiana.

F) MONTAÑAS

A través de las montañas, la Tierra, la Gran Madre, establece contacto con el Cielo, el Gran Padre. Sus cimas, por lo tanto, resultan idóneas para obtener una visión clara, para inspirarse, aumentar la creatividad, fortalecer la individualidad, la confianza en uno mismo y la autoestima. En algunas tribus indias los miembros suelen buscar aún hoy su propia visión de las cosas y sus ideales en las cumbres de las montañas o en los altiplanos; se dirigen a los poderes del Cielo a través de un ritual específico: el "Vision Quest". Quienes estén exterminándose en la selva de la vida diaria, pueden volver a hallarse viajando a las montañas y acercándose a su poder mediante prolongadas caminatas, que les ayudarán a despertar y a encontrar un equilibrio entre las experiencias agradables y los problemas.

Ciertos montes se consideran sagrados desde tiempos inmemoriales. Quien haya atravesado a pie una sierra de altas cumbres, como los Alpes por ejemplo, podrá confirmarlo. Aquí, en Europa, fueron principalmente los celtas quienes crearon y conservaron altares, templos y centros espirituales en lo alto de montañas, colinas o rocas, con objeto de aproximarse a sus dioses. Los antiguos griegos, por otro lado, estaban convencidos de que el monte Olimpo era la morada de los dioses. Todavía hoy, las denominaciones de montes, lomas y colinas, dan testimonio de sus antiguas funciones espirituales*.

G) CHAKRAS Y PUNTOS DE ACUPUNTURA TERRESTRES

Al igual que los seres humanos, los animales y las plantas, la Tierra posee un sistema de energía etérica**. Existen los chakras terrestres, que son los organizadores y los representantes de las funciones vitales del planeta en el plano energético; existen los canales de comunicación (meridianos), que conectan entre sí los centros energéticos y existen también ciertos puntos a lo largo de los canales que desempeñan una función similar a la de los puntos de acupuntura del organismo humano. Una red energética, con sus correspondientes nudos, recubre todo el cuerpo de la Tierra. Los lugares en los que las radiaciones etéreas se absorben de una manera concentrada se denominan zonas de radiación negativa. Al usar el péndulo en estos sitios se suele observar un giro contrario a las agujas del reloj y los hombres y los animales, cuando se hallan en ellos y como consecuencia del aumento de la predisposición hacia las desarmonías crónicas y degenerativas, suelen padecer cansancio crónico, abatimiento y debilitamiento del sistema inmunológico.

En las denominadas zonas de radiación positiva la Tierra emite una importante cantidad de radiaciones hacia fuera, los péndulos giran en el sentido de las agujas del reloj, resulta difícil conciliar el sueño y, con el paso del tiempo, la gente se vuelve nerviosa, irritable e inquieta***.

---

* Véanse, en la bibliografía comentada, los trabajos especializados en lugares de poder y antiguas tradiciones espirituales.
** Véase, en la bibliografía comentada, el libro *Orte der Kraft* (Lugares de poder), de Banche Merz.
*** Hallarás mayor información en mi *Pendel-Handbuch* (Manual del péndulo).

Reiki del Arco Iris

Cooperación práctica con los lugares de poder

Para efectuar trabajos energéticos con la ayuda de un lugar de poder es importante, antes de establecer el contacto, acercarse a él de manera que sea posible habituarse a sus vibraciones individuales. Casi todos los lugares de poder aceptan de buen grado colaborar con los seres humanos, salvo cuando quienes los pisen sean unos egoístas carentes de ningún respeto y sensibilidad. Hay una gran diferencia entre pasear plácidamente por ellos y hollarlos con la intención de realizar un trabajo energético. Al pasear solo hemos de respetar las reglas medioambientales corrientes: no hacer ruido, no espantar a los animales, no arrancar las plantas, no arrojar basuras. Si nos comportamos así, ni el lugar de poder ni los seres etéreos que lo habiten se enojarán con nosotros. En cambio, cuando buscamos sanación, sabiduría, ayuda para resolver cualquier problema o para crecer personalmente, etc., debemos atenernos a ciertas reglas. En el epígrafe siguiente aprenderás a hacerlo correctamente. Léelo concienzudamente y respeta las normas descritas, que son válidas desde hace miles de años. Es posible contactar con un lugar de poder, y trabajar de forma satisfactoria para ambas partes, tanto con las técnicas del segundo grado como con las del primero.

Ejercicios básicos para efectuar trabajos energéticos con un lugar de poder

Bastan unos pocos ejercicios sencillos para desarrollar tu capacidad de captar los lugares de poder y de comunicarte con ellos.

Ejercicio 1: determinar cuáles son los lugares positivos y negativos de nuestro entorno

Necesitarás aproximadamente media hora para realizar este ejercicio. Procura estar tranquilo y no interrumpirlo, de manera que puedas sintonizarte a fondo con esta nueva forma de percepción.

Si estás iniciado en el primer grado, date reiki en los dos primeros chakras principales*. Estos chakras no representan al Niño interior, pero le ayudan a cobrar fuerzas de un modo indirecto. Es, además, una manera de indicarle que deseas entrar en contacto con él.

Si estás iniciado en el segundo grado, contacta con tu Niño interior por medio del reiki a distancia. Usa los símbolos del tratamiento a distancia y de la potenciación energética, junto con sus correspondientes mantras, tal como te enseñaron. Enfoca la fuerza vital hacia su destinatario, repitiendo tres veces la fórmula: "Niño interior de... (tu nombre y apellidos)". Aleja las manos de tu cuerpo, con las palmas hacia fuera, y no trates de visualizar a tu Niño interior. Potencia repetidas veces el flujo de la fuerza vital y ábrete a lo que suceda. Transcurridos algunos minutos, solicita la ayuda de tu Niño interior, aunque éste no te haya hecho notar su presencia de una manera espectacular. Si has realizado correctamente la toma de contacto, tu petición le llegará.

El Niño interior controla nuestros recursos sutiles. Fortaleciéndolo, mediante la administración directa o indirecta del reiki, podrá aprovechar mejor sus capacidades y comunicarse más eficientemente contigo. Suele comunicarse a través de imágenes, sensaciones físicas y otras percepciones sensoriales. No piensa de un modo lógico o racional, sino mediante asociaciones de símbolos, imágenes, etc., y realiza sus funciones a través del juego creativo, sin ningún esfuerzo.

---

* Véase la breve introducción al sistema de chakras del apéndice.

Cierra los ojos y pide que te sea dado percibir el lugar de la habitación que resulte más beneficioso para ti. Acude sin demora a dicho sitio y permanece en él durante unos diez minutos, notando los cambios que se producen en tus sensaciones físicas, en tus emociones y en tu mente. Ábrete. No esperes nada concreto, no le pongas ningún obstáculo a tus sentidos. Valora las percepciones poco espectaculares. No las interpretes, limítate a sentirlas.

Pídele ahora a tu Niño interior que te muestre un lugar de la habitación que te resulte perjudicial. Aproxímate a él y ocúpalo solamente durante el tiempo necesario para darte cuenta de las diferencias que presenta comparado con el pequeño lugar de poder anterior. Para finalizar, no olvides despedirte de tu contacto, siempre que lo hayas establecido mediante las técnicas del segundo grado.

Este ejercicio te será muy útil en la vida cotidiana, puesto que te permitirá hallar lugares adecuados para realizar tus actividades. Busca aquellos sitios que te faciliten las cosas y evita los que te exijan mayores esfuerzos o te debiliten. Cuantas más veces apliques esta técnica, más sencilla te resultará. Con el tiempo se afinará tu capacidad perceptiva y distinguirás cada vez mejor las diferentes radiaciones terrestres y sus grados de intensidad.

Cuando te sientas abrumado por las impresiones etéreas aplica la siguiente solución: practica la respiración abdominal, tranquila y profunda, durante al menos un cuarto de hora, reparando en tu Hara, que es una especie de almacén de energía ubicado en la región inferior de tu abdomen, un poco más abajo del ombligo. Concentrándote en dicho punto durante un tiempo prolongado –no es preciso saber su localización exacta para trabajar eficazmente con él– lograrás centrarte en ti mismo y encontrar tu equilibrio interior. Esta técnica es básica cuando se trabaja con frecuencia con las energías sutiles.

Una vez afianzadas tus nuevas facultades perceptivas, observa a los animales y fíjate en cuáles son sus lugares predilectos. Algunos preferirán las mismas vibraciones que tú; otros, en cambio, buscarán deliberadamente las radiaciones negativas. Las hormigas, por ejemplo, suelen construir sus hormigueros en lugares perjudiciales para los seres humanos. Por otro lado, los gatos acostumbran a descansar en zonas que resultan negativas para los hombres y para casi todos los demás mamíferos. Esto no quiere decir que se sientan "como en casa" en tales lugares, como las hormigas, pero dado que poseen un pelaje capaz de aislarlos de las corrientes energéticas, los aprovechan casi siempre que desean estar tranquilos. Los demás animales se abstienen de molestarlos cuando se hallan en semejantes sitios.

EJERCICIO 2: DIBUJAR EN COLABORACIÓN CON UN LUGAR DE PODER

Prepara un bloc y unos lápices de colores. Busca un árbol veterano u otro lugar de poder. Sintonízate con sus vibraciones mediante tus sentidos perceptivos agudizados por el entrenamiento que se describe en el ejercicio 1. Simultáneamente, y si eres un iniciado de primer grado, date reiki en los dos primeros chakras principales.

Si estás iniciado en el segundo grado, sintonízate mientras tomas contacto con tu Niño interior, tal como se explica en el primer ejercicio. Acto seguido, establece contacto a distancia con el Yo superior del lugar, empleando los símbolos y mantras necesarios, y enfoca tu energía inequívocamente repitiendo tres veces la fórmula: "Yo superior de este lugar –si es posible, menciona el nombre del lugar–". Potencia varias veces la corriente reiki.

Ahora, y con independencia de tu grado de iniciación, procede de la siguiente manera: sintonízate durante un rato con lo que está sucediendo, toma el lápiz y ponte a dibujar, sin reflexionar acerca del aspecto ni el significado de lo que haces. Lo sabrás cuando el dibujo esté terminado. Da las gracias y termina la comunicación (segundo grado), o bien posa las manos primero sobre tu corazón y más tarde sobre la tierra del lugar de poder y agradécele su cooperación (primer grado).

Este ejercicio desarrollará aún más tus sentidos y tu comprensión intuitiva de los mensajes sutiles. Hazlo con regularidad, al menos una o dos veces por semana y durante cierto tiempo. Es importante no pensar en lo que se dibuja ni tratar de controlar su génesis. Solo así conseguirás canalizar correctamente las percepciones sutiles captadas a través de tu Niño interior, que es quien controla nuestros movimientos una vez suprimido el control racional.

Se producirá en ti un estado de serenidad meditativa, de apertura interna. Déjate llevar por las vibraciones, afloja las riendas y no hagas nada de un modo voluntario.

Medita diariamente sobre tus obras artísticas, contempla tus cuadros y déjale vía libre a tu pensamiento. Si te das cuenta de que estás pensando en algo muy distinto, vuelve a mirar la figura y ábrete a las asociaciones que surjan. Poco antes de dormirte, serán especialmente intensas. ¡Repara en tus sueños!

Tras realizar varias veces los anteriores ejercicios, deberías estar bien preparado para tener experiencias nuevas y profundas con los lugares de poder, con sus vibraciones, sus mensajes y sus potenciales específicos. Por desgracia, es imposible indicarte a través de un libro cuánto tiempo de preparación necesitarás para llegar a ese punto. Quizás sean unas pocas semanas o quizás sean varios meses. Tú mismo sabrás cuándo ha llegado el momento. No te precipites. Tómate el tiempo necesario. Lo importante es el camino.

Ejercicio 3: elegir un lugar de poder y acercarse a él

Para llevar a cabo los siguientes ejercicios necesitarás un lugar de poder de mayor capacidad: un árbol grande y antiguo, un círculo de piedra de la era megalítica, un monte sagrado u otro lugar de culto. Antes de acercarte a él, procede del modo que sigue.

- Para los iniciados de primer grado: date reiki durante unos quince minutos en los chakras sexto (tercer ojo) y cuarto (centro del corazón).
- Para los iniciados de segundo grado: dale reiki a tu Niño interior a través del contacto a distancia, como se ha explicado en el primer ejercicio. Después establece comunicación a distancia con tu Yo superior empleando los símbolos y mantras adecuados, tal como te han enseñado. Enfoca el flujo energético inequívocamente repitiendo tres veces la fórmula: "Yo superior de... (tu nombre y apellidos)". Aleja las palmas de tu cuerpo y mantente así, sin esperar nada concreto. Sobre todo, no trates de visualizar tu Yo superior, porque limitarías sus posibilidades de comunicarse contigo y de ayudarte. Deja que suceda lo que tenga que suceder.
- Para ambos grados: pídele a tu Yo superior y a tu Niño interior, mentalmente o en voz alta, que te concedan su apoyo y su protección para realizar tu proyecto de entrar en contacto con el lugar de poder. Entonces habrá llegado el momento de aproximarte a su núcleo. Para despedirte de tu contacto a distancia (segundo grado), aguarda hasta concluir el trabajo y abandonar el lugar de poder y su zona de irradiación. Los iniciados de primer grado se despedirán dando las gracias.

Sumérgete en tu interior con objeto de sentir cómo se van produciendo las transformaciones. No esperes nada espectacular. En la práctica el trabajo energético no se parece a lo que se suele ver en las películas...

Reiki del Arco Iris

Identificar y usar las diferentes zonas de trabajo de un lugar de poder

Todo lugar de poder de gran tamaño se compone de varias zonas con cometidos determinados. Yo distingo las siguientes:

El umbral de radiación

Se trata de una línea invisible que delimita el ámbito de acción de un lugar de poder. Con frecuencia se halla marcado por cursos de aguas, fosas, campos de cultivo, caminos o cualquier tipo de vegetación diferente. Al cruzar esta línea –siempre que estés sintonizado con la percepción etérea– notarás un aumento súbito de la intensidad vibratoria del lugar. Vuelve a atravesarla unas cuantas veces más para percibir con mayor claridad la diferencia radiactiva. La distancia que la separa del centro del lugar de poder varía bastante. Si se trata de un viejo árbol podrían ser unos cien metros o algo menos. Hace años, al acercarme al *ashram** de Sathya Sai Baba**, cerca de la ciudad india de Bangalore, percibí el umbral de radiación, en forma de un notable aumento de la vibración luminosa, a más de veinte kilómetros de distancia. En ciertos casos, el umbral varía con arreglo a la estación del año o en función de las fases lunares.

Llegado al umbral de radiación, establece contacto con el Yo superior del lugar, tal como se ha descrito en el ejercicio 2 (segundo grado). Los iniciados de primer grado se sintonizarán simplemente con su entorno posando las manos sobre su zona cardiaca.

Di en voz alta o mentalmente (para ambos grados):

---

* Un *ashram* es un lugar de trabajo espiritual que se halla bajo la guía de un maestro.
** Sathya Sai Baba es un santo nacido en la India que ejerce de maestro espiritual en todo el mundo.

*Acudo a ti como un enfermo en busca de curación.
Acudo a ti como un ignorante en busca de conocimiento.
Acudo a ti, desamparado, en busca de ayuda y cobijo.
Acudo a ti, desvalido, en busca de un poder que me permita servir mejor.
A cambio de tus servicios te ofrezco la fuerza vital universal.*

Sé consciente de lo que significa este mensaje dirigido al Yo superior del lugar y medita sobre ello cada vez que vayas a establecer una comunicación profunda con un lugar de poder. Acto seguido, potencia la energía del contacto (segundo grado) o bien pon tus manos en el suelo durante algunos minutos (primer grado). Ahora, acércate al centro energético.

La zona interior

Tras avanzar un poco más notarás un nuevo incremento de las vibraciones. Trata de captar con la mayor exactitud posible este nuevo límite retrocediendo y avanzando varias veces. Penetra definitivamente en la zona interior, usando repetidamente los símbolos de la potenciación para suministrarle más reiki al Yo superior del lugar (segundo grado) o volviendo a posar tus manos sobre la tierra (primer grado). Ábrete a lo que está sucediendo. Quizás el guardián del lugar comience a trabajar contigo antes de que formules conscientemente tu deseo; quizás notes una sensación de frío o de calor, como si una corriente energética te estuviese atravesando; quizás las emociones bloqueadas de tu interior pugnen por exteriorizarse súbitamente. Permíteselo. Ese es uno de los regalos de los lugares de poder. Al liberarte de tus bloqueos, habrá en ti espacio libre para tu nueva vitalidad.

La aceptación y el desapego

Cuanto más te aproximes hacia el centro radiactivo, más importante será que te abras. Observa las plantas, escucha el sonido del viento, las voces de los animales. Sumérgete en el ambiente que reina en ese lugar tan especial y asume tus sentimientos. Es completamente normal que te sientas inseguro o angustiado, tu razón no para de rebelarse y de intentar convencerte de que estás haciendo una tontería. Admitiendo tus emociones sin perder el sentido crítico y abriéndote a la vez a tus nuevas experiencias, crearás la mejor base para una cooperación estrecha y emancipada con el lugar de poder.

Cuando hayas concluido el trabajo energético, procura salir del lugar por el mismo camino que usaste para entrar. Aprovecha la vuelta para distanciarte interiormente de él y para tomar conciencia de que estás regresando al mundo cotidiano de los seres humanos. Repara en el paisaje, en lo que ocurre, en las zonas colindantes. Da las gracias en voz alta o mentalmente por lo que has recibido y ruega que se te vuelva a admitir cuando llegue el momento. Al hacer este viaje de aceptación y desapego tendrá lugar un proceso de purificación de tu campo energético y quedarás libre de cualquier vibración que te impida estar abierto a la energía del lugar. El lugar de poder te ayudará a estructurar nuevamente tu aura, dándole la forma adecuada para que te enfrentes otra vez a lo cotidiano. Volveré a hablar de esto más adelante.

Sigamos adentrándonos en las vibraciones del lugar.

La zona de recepción

Pídele al guardián del lugar que, ahora que ya te conoce un poco, te conduzca al punto de recepción que resulte más apropiado para ti. Pídeselo mentalmente o en voz alta y echa a andar sin pensar en nada, hasta que tengas la impresión de que debes detenerte. Hazlo y permanece de pie, siéntate o túmbate, la posición que adoptes no influirá en lo que ocurra. Potencia varias veces el flujo reiki (segundo grado) o pon una mano sobre tu corazón y la otra sobre la tierra (primer grado). Solicita ser recibido. Pasarán algunos minutos, quizás más de media hora, hasta que el guardián del lugar logre elevar y modificar tu vibración de manera que se adapte a la suya de la mejor forma posible. Este proceso es necesario para facilitar la comunicación entre vosotros y para acrecentar los tipos de ayuda que el lugar de poder puede ofrecerte. Puede suceder incluso que tengas que acudir varias veces al lugar, hasta que tu vibración, tras haber sido potenciada y reestructurada, reúna las condiciones necesarias para una cooperación compleja que no te cause ningún perjuicio. Si ocurre esto, no te impacientes.

En virtud de esta adaptación progresiva se te abrirán dimensiones completamente nuevas: tu mente ganará en penetración, tus sentidos se agudizarán y si llegas a exteriorizar lo que sientes, se disolverán todos aquellos bloqueos que obstaculizan el libre curso de tu energía vital. Muchas personas han relatado que, tras experimentar una sintonización de este tipo, que no debe ser confundida con una iniciación, eran capaces de percibir los colores, sonidos, olores, e incluso de sentirlos físicamente, con una intensidad y nitidez desconocidas hasta ese momento. Es posible que te sientas ligeramente mareado durante el proceso, o que te eches a reír, o que te sientas extraordinariamente seguro y a gusto, como si Dios te llevase en el bolsillo de su pantalón. Si tu sintonización es buena, quizás veas bailar a los elfos, o escuches el canto de las flores y los árboles, o contemples a unos gnomos. Sé respetuoso y mantén la distancia. Espera hasta que alguno de los seres etéreos dé el primer paso y se te acerque, con la intención de entrar en contacto contigo*.

Quizás hayas sentido la tentación de cerrar el libro, pensando que mi salud mental está en grave peligro. Pero aguarda un momento, dame una oportunidad, a mí y a ti mismo. En vez de creerte ciegamente lo que digo, pruébalo, ejecuta los pasos que describo. Tal vez te veas poco después contándoles a tus

---

* Recuerda que antes de establecer contacto con estos seres conviene despojarse de cualquier objeto de hierro o acero.

mejores amigos tu maravillosa, extraña y sin embargo familiar experiencia.

Ha llegado la hora de que los seres humanos y los seres del sutil mundo natural se reencuentren pacíficamente. La Era de Acuario está comenzando, son muchos los cambios que van a producirse. Ciertas cosas volverán a ser como en esos tiempos remotos cuyo rastro puede seguirse en los cuentos de hadas. Los adultos solemos ser muy incrédulos. Ahora tienes la oportunidad de vivir todo esto tú solo y de animar a otros a que también lo hagan. Da el primer paso, atrévete. Los poderes del amor y de la luz te ayudarán: tienen un gran interés en que el mundo comience a sanar.

Zonas dotadas de funciones específicas dentro de los lugares de poder

Tras la sintonización pídele al lugar de poder, en voz alta o mentalmente, que te ayude a resolver tu problema o que simplemente colabore contigo en el desarrollo de tu capacidad de ser feliz. Solicita que se te conduzca hacia el emplazamiento adecuado. Echa a andar sin reflexionar, hasta que sientas que debes detenerte. Deja que el lugar de poder trabaje contigo. Nada malo puede sucederte, pero es posible que durante un breve espacio de tiempo sientas algún dolor físico o psíquico. Esto será un indicio de que se están disolviendo los bloqueos, de que las energías reprimidas comienzan a fluir de nuevo. Cuanto más abierto estés, cuanto más franco seas, más profundamente penetrarán en ti los efectos del lugar de poder. Cuando te sientas abrumado y no desees seguir adelante, comunícaselo al guardián del lugar, en voz alta o con el pensamiento. Respetará tu decisión. Ten presente que Roma no se construyó en un solo día. Las transformaciones profundas requieren tiempo. A menudo lo único que ocurrirá será que te sentirás muy relajado, incluso puede que llegues a dormirte y que te despiertes muy despejado, fresco y lleno de vida. Ciertos resultados solo se te revelarán más tarde, cuando estés de nuevo inmerso en lo cotidiano. Déjate sorprender.

Puede resultar interesante investigar el lugar de poder con la ayuda de un péndulo, con el fin de descubrir qué zonas ejercen un mayor efecto sobre tus chakras y meridianos*. Pero no cometas el error de convertir en dogmas los resultados de tus investigaciones. Aún no se conocen tan profundamente las energías sutiles y sus múltiples propiedades como para que los seres humanos seamos capaces de entender todo lo que sucede en un lugar de poder. Solo nos acercamos a ello levemente, a través de nuestra mente racional.

Si te aproximas a un lugar de poder con la intención de que bendiga un regalo que deseas hacerle a un amigo, o para que confirme espiritualmente la unión de una pareja, o porque deseas celebrar la entrada de alguna estación anual, pídele al guardián que te señale el emplazamiento adecuado, que te ayude y que te ofrezca su hospitalidad. Tales ceremonias constituirán, tanto para ti como para los demás implicados, una experiencia inolvidable.

La zona de la despedida

Cuando sientas que el guardián del lugar desea finalizar el trabajo, o cuando tú mismo quieras hacerlo, da las gracias por lo que acabas de recibir. Solicita que se te indique cuál es el sitio donde puedes volver a sintonizarte con el nivel vibratorio "normal". Procede de la manera intuitiva habitual, sin que exista ninguna mediación de la voluntad. Potencia varias veces la corriente energética por medio del contacto a distancia (segundo grado). Los iniciados de primer grado posarán una mano sobre su corazón y la otra sobre la tierra. Vuelve a sintonizarte con tus vibraciones cotidianas. Espera hasta tener la sensación de haber

---

* En mi *Manual del péndulo* –véase la bibliografía comentada– trato esta cuestión detalladamente.

regresado a la "realidad", de que el proceso ha concluido. A continuación desanda lenta y conscientemente el "camino de la aceptación y el desapego", desconectando paulatinamente tu atención de las vibraciones del lugar y centrándote en los procesos externos. Al llegar al límite de la zona interior, los iniciados de segundo grado se despedirán del Yo superior del lugar tal como se les ha enseñado en los cursos, agradeciéndole su dedicación y rogándole que les permita volver en cualquier momento. Los iniciados de primer grado se colocan una mano en el corazón y la otra sobre la tierra, dan las gracias y solicitan igualmente ser recibidos durante futuras visitas. Aguarda hasta haber alcanzado el límite de radiación para despedirte de tu Niño interior y de tu propio Yo superior, siempre que hayas establecido contacto con ellos a través de las técnicas del segundo grado. Los iniciados de primer grado unen las manos delante de su corazón, dan las gracias inclinándose y permanecen centrados en su interior.

El párrafo anterior te ha familiarizado con un programa Reiki del Arco Iris de trabajo energético básico, completo y variado, con un lugar de poder. Naturalmente que la cooperación con los lugares de poder posee un radio de acción mucho más amplio, pero conviene que comiences poniendo en práctica los ejercicios descritos, ejecutándolos tantas veces como sea posible con objeto de acumular la necesaria experiencia. Más tarde, serán los propios lugares de poder los que te enseñarán muchas más cosas. Para otros asuntos quizás necesites la ayuda de maestros humanos. Los hallarás cuando haya llegado el momento, cuando estés preparado y dispuesto a seguir aprendiendo.

Regalos ofrecidos por el lugar de poder

Los obsequios que puede ofrecerte un lugar de poder son diversos, tanto materiales como espirituales: una profunda vivencia mística, una iluminación repentina, curaciones, conocimiento, hojas, piedras, arena, ramas, etc. A veces las fuerzas del lugar te incitan a que lleves material de dibujo en futuras visitas, porque desean plasmar algo a través de tu persona. También puede ocurrir que tu estancia en el lugar te haga sentir deseos de cantar o bailar. Atrévete a hacerlo, aunque te sientas raro en un primer momento. Son muchas las personas que han podido tener de esta forma vivencias hermosas y sanadoras. Yo, cuando por razones de trabajo necesito ejecutar una canción de poder, un mantra, un baile ceremonial, o cuando preciso tocar el tambor de un modo ritual, suelo acudir a alguno de los lugares de poder que conozco desde hace mucho tiempo, me sintonizo con él, le explico mis intenciones y le pido que me apoye. Gracias a esto, he podido aprender numerosas cosas agradables y muchas veces sumamente útiles.

Es muy importante no arrancar ni cortar *nunca* parte alguna de un vegetal ni de un árbol vivo. No cojas flores ni arranques las plantas de raíz, no te lleves ni una sola piedra, salvo que haya sido puesta a tus pies con este fin. Incluso en el citado caso, pregunta si se espera que te la lleves. Jamás arranques, a fuerza de golpes, ningún material mineral de una roca o de una cueva; llévate los fragmentos que se hayan desprendido por sí solos y, aun así, da las gracias y, posando las manos sobre la tierra durante algún tiempo, ofrécele reiki al lugar. Los iniciados de segundo grado le administrarán la fuerza vital al Yo superior del lugar de poder mediante las técnicas de potenciación del contacto a distancia.

Tu trato con las fuerzas naturales y los seres etéreos en general y con los lugares de poder en particular, ha de ser respetuoso, agradecido y humilde. De este modo, tus experiencias resultarán maravillosas y recibirás fantásticos regalos.

Reiki del Arco Iris

La interconexión de los lugares de poder

Cuando lleves algún tiempo realizando trabajos energéticos con lugares de poder, es posible que alguno de ellos te pida tu colaboración para reparar las líneas de comunicación interrumpidas de la Tierra. En tal caso, habrás de trasladar por ejemplo una piedra, el agua de un manantial, semillas, etc., de un lugar de poder a otro. Estas cosas son necesarias para crear nuevas emisoras y los receptores precisos para la transmisión de la información sutil. Les harás un gran favor a los seres encargados de restablecer la armonía mundial. Cuanto más y mejor interconectados estén los seres etéricos a través de una red de energía sutil, mayor será el contrapeso que ejerzan frente a nuestras agresiones al medio ambiente, y mayor será también la esperanza de que algún día pueda recuperarse. Los lugares de poder de todo tipo funcionan mejor cuando están interrelacionados, en buena compañía, por así decirlo. Les ocurre lo mismo que a los seres humanos.

Cómo crear tú mismo un lugar de poder

Para concluir este capítulo te ofrezco un "bombón" especial. Solo pueden llevar a cabo lo que voy a explicar quienes posean la iniciación de segundo grado.

Es posible aprender a forjar uno mismo un lugar de poder. Por descontado que no lo harás solo: esto es algo que sobrepasa la capacidad humana. Los guardianes de los lugares de poder ya existentes cooperarán contigo. También te apoyarán otros seres sutiles si tus intenciones son puras y el proyecto es acorde con las leyes cósmicas y aporta algún beneficio a todos los implicados. ¿Cómo has de proceder?

Acude a un lugar de poder con el que estés colaborando desde hace bastante tiempo y observa el ritual descrito más arriba.

Expónle tu deseo de forjar un nuevo lugar de poder. Descríbele el sitio elegido y pregúntale si es apropiado. En caso de que no lo sea, pide que se te guíe en la búsqueda de otro más indicado. Solicita que se te señale algún objeto capaz de garantizar la conexión del nuevo emplazamiento con la red energética ya existente. Trasládalo a la mayor brevedad posible al sitio escogido. Entra en contacto con tu Niño interior, con tu Yo superior y con el del lugar, de la manera que ya sabes. Explícales tu proyecto y solicita su colaboración. Ahora establece comunicación con el Yo superior del que procede el objeto. Entiérralo o escóndelo en algún sitio inaccesible, para asegurarte de que permanecerá duraderamente en el nuevo lugar. Pide la bendición del poder creador para tu proyecto elevando tu mano izquierda hacia el cielo y posando la derecha sobre la tierra. Pide también la bendición de la Madre Tierra colocando ambas palmas sobre el suelo. Ahora colócate una mano en el corazón y estira el brazo contrario, alejando la palma de tu cuerpo. Sin perder la posición gira lentamente sobre tu eje, efectuando un movimiento circular de trescientos sesenta grados y diciendo en voz alta:

> Solicito la ayuda, la protección y la guía de las fuerzas de la luz y del amor, de los seres de la naturaleza y de los elementos. Bienvenido sea quien acuda en busca de curación, sabiduría, amparo, ayuda, asistencia y poder para contribuir al bienestar de la creación, y todo aquel que desee cooperar en este proyecto.

Mantén una mano sobre tu corazón y coloca la otra sobre tu frente, en el tercer ojo. Percátate durante un momento de todo cuanto ocurre en tu interior y a tu alrededor. Extiende la mano que tienes sobre el corazón, alejando la palma de tu cuerpo. La mano contraria continúa apoyada en tu frente. Gira nuevamente, haciendo otro círculo de trescientos sesenta grados, pero esta vez en dirección opuesta y diciendo en voz alta:

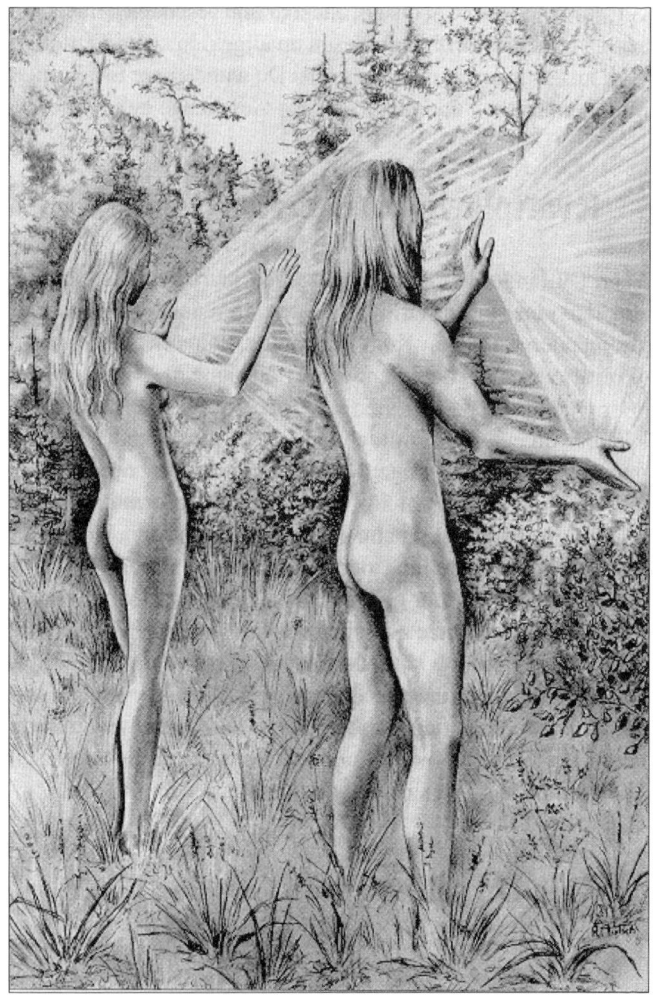

Los trabajos energéticos contribuyen a la
protección integral del medio ambiente

Que la bendición de las fuerzas vitales permanezca aquí eternamente, que este lugar sea iluminado por la luz del amor y que resulte benéfico para todo aquel que dedique su energía a obrar bien. Que este lugar permanezca cerrado, en el plano sutil, para toda cosa y todo ser que no respete, proteja y fomente el orden universal. Que así sea, ahora y siempre, con la aprobación del Cielo y de la Tierra.

Coloca ambas manos sobre tu frente, cierra los ojos y siente lo que está sucediendo. Si lo deseas, quédate un rato en el nuevo lugar de poder, captando la progresiva elevación de sus vibraciones y alegrándote, junto con las fuerzas sutiles y los seres naturales, de la existencia de un nuevo centro luminoso. Al despedirte, no olvides cumplir el ceremonial descrito en las páginas anteriores. En el futuro, cuando acudas al nuevo lugar, recuerda que se trata de un lugar de poder legítimo y actúa en consecuencia.

Durante los seis meses siguientes, e incluso durante más tiempo si así lo deseas, establece comunicación a distancia de un modo regular con el Yo superior del nuevo lugar de poder, con objeto de administrarle la energía vital universal. Esto es muy importante, sobre todo en la fase de crecimiento. Es muy hermoso crear un nuevo lugar de poder en compañía de otras personas que compartan tus ideas.

¿POR QUÉ HABRÍAN DE CREARSE NUEVOS LUGARES DE PODER?

Los nuevos lugares de poder pueden ubicarse en tu jardín o en algún parque de la ciudad donde residas, en el punto de encuentro de un grupo espiritual o en algún centro donde se impartan seminarios. En nuestro mundo actual, tan necesitado de mejorar sus contactos con los poderes sutiles y de aprovechar sus recursos, son muchos los lugares donde el hecho de instalar un lugar de poder puede ser útil y benéfico. Podrían crearse cerca de las centrales de energía eléctrica o de los depósitos de basura, en sitios donde se toman decisiones políticas y económicas importantes, o en los puntos donde se venden y se consumen drogas que destruyen la salud de los adictos y les roban su libertad.

Los problemas de nuestro mundo son a menudo tan complejos que no disponemos de soluciones directas y tradicionales para erradicarlos.

> *Nuestros problemas más acuciantes no pueden resolverse con la misma facilidad con la que los hemos creado.*
>
> ALBERT EINSTEIN

Es preciso transformar las estructuras deficientes, crear nuevos valores y desarrollar la conciencia, la responsabilidad de los propios actos y la capacidad de amar. Con la ayuda del Reiki del Arco Iris puedes contribuir a ello. Establece nuevos lugares de poder en los focos de las dificultades o cerca de ellas, y cuídalos. Activa y fortalece los que ya existen. Coopera con los Yoes superiores de los seres sutiles, los poderes de la luz, del amor, de la naturaleza y de los elementos, con el fin de lograr una transformación global. Todos ellos nos necesitan para desarrollar su actividad en este plano existencial de una forma amplia y efectiva. Nosotros también los necesitamos, porque nosotros mismos no somos capaces de solucionar de un modo satisfactorio los problemas que hemos ocasionado.

Pero el trabajo energético no debe sustituir ninguna medida corriente de protección del medio ambiente, ni cualquier otro esfuerzo encaminado a la sanación del mundo. Yo sueño con un concepto integral que abarque todo aquello que pueda contribuir a lograr dicha meta.

¿Deseas compartir mi sueño? ¿Anhelas que tu sueño se convierta en realidad? Dispones de las herramientas y del conocimiento necesario. Utilízalos de un modo apropiado y justo. Son precisas muchas manos, porque es mucho lo que hay que hacer para que el poder creador pueda volver a ocupar un lugar en la Tierra. ¡Comencemos ya!

Capítulo VI

ESENCIAS REIKI: UN NUEVO MÉTODO PARA APROVECHAR LOS PODERES CURATIVOS DE LA NATURALEZA

Para ti este es, quizás, el capítulo más importante de todo el libro. Versa acerca de un nuevo y revolucionario método destinado a los iniciados de segundo grado: la fabricación de sustancias cuya cualidad terapéutica procede exclusivamente de la energía sutil.

Ingeridas o aplicadas en forma de ungüentos, pueden ayudar de múltiples maneras. Yo las denomino Esencias Reiki.

Estas sustancias son capaces de transmitir, además de la energía vital universal, los patrones sagrados de aquellas fuerzas etéreas adecuadas para regular, armonizar y desarrollar de forma integral los procesos vitales. El mismo proceso de fabricación en sí constituye un paso hacia la sanación del fabricante.

Reiki del Arco Iris

La historia de las esencias reiki

Después de iniciarme en el segundo grado, solía experimentar bastante con las amplias posibilidades ofrecidas por las técnicas reiki de dicho nivel. Mis investigaciones me han permitido desarrollar nuevas formas de trabajar con la sanación mental a través de la fuerza vital universal. Una de ellas consiste en la purificación directa de sectores escogidos del plano mental*, mediante ciertos minerales, líquidos y otras sustancias. La primera aplicación práctica de la nueva técnica fueron los amuletos reiki, minerales purificados siguiendo un método reiki específico y capaces de ejercer un efecto armonizador y curativo sobre la persona que los lleva.

Sin embargo, no acababa de ser factible despertar en semejantes materiales fuerzas más amplias y profundas. Continué investigando hasta encontrar, en antiguas tradiciones védicas y egipcias, la manera de introducir en los materiales una energía sanadora diferenciada, que les permitiera desarrollar su acción curativa en este plano.

---

* El término plano mental designa, en la iniciación de segundo grado, aquella parte de la mente humana que asimila de modo automático y en gran medida inconsciente nuestras impresiones sensoriales (oído, vista, tacto, olfato y gusto), y que produce reacciones de tipo reflexivo, emocional, energético o psíquico, con arreglo a patrones predeterminados. Los programas que existen en el plano mental resultan muy útiles siempre y cuando estén adaptados a nuestras necesidades diarias. Gracias a ellos, la parte consciente del ser humano dispone de espacio suficiente para dedicarse a afrontar nuevas experiencias. No obstante, estos programas se vuelven molestos o incluso peligrosos cuando, ante una situación determinada, continúan provocando reacciones que fueron válidas durante la infancia pero que ya no lo son en la edad adulta. Rebelarse contra todo tipo de autoridades por el mero hecho de serlo, someterse irresponsablemente, numerosas fobias y adicciones, son ejemplos de los efectos de tales programas obsoletos e inapropiados para las circunstancias vitales actuales. Véase mi libro *Reiki, el camino del corazón*, editorial Sirio.

El fundamento teórico de las esencias reiki

Todo lo que existe en este plano es, en el fondo, únicamente una irradiación más o menos filtrada de ciertos patrones que abundan en otras dimensiones de la creación. Dios contiene todo lo que es. Él emite vibraciones que llegan a ser independientes hasta cierto punto durante un determinado espacio de tiempo –nunca para siempre– y adoptan formas muy diversas. Los planos existenciales de tipo separador, entre los cuales se encuentra el nuestro, se caracterizan porque en ellos existen numerosas interrelaciones entre sus distintas partes. Estas interrelaciones pueden fomentar el desarrollo de una criatura, pero también obstaculizar su evolución. Cuando los impedimentos son muy potentes, se erosionan aquellas partes que sustentan la energía vital de la criatura. Para regenerarlas conviene buscar una especie de "repuesto" en otros planos que estén más cerca de la fuente de la vida. El problema radica en trasladar la pieza de repuesto de un plano a otro sin que sufra ningún daño y sin que su funcionamiento se vea afectado, y en introducirla en la estructura dañada de modo que la reparación sea un éxito. En muchos casos, las herramientas idóneas, por su sencillez y por su seguridad, no son otras que las técnicas del segundo grado reiki. A través de ellas se pueden tender puentes hacia casi todos los planos de la creación, puentes por donde transportar los patrones sanadores sin despojarlos de su fuerza terapéutica. Para liberar estas energías sutiles, al contrario de lo que sucede con la elaboración de esencias florales o remedios homeopáticos, no hay que destruir nada material.

Yo distingo tres planos:

1) El PLANO MATERIAL, donde habitamos, donde somos felices o nos sentimos tristes, estamos sanos o enfermos y donde

—casi siempre— permanecemos inconscientes de nuestro origen y nuestro destino.

2) El plano de los Yoes superiores. Cada parte de la creación de este plano se halla bajo la tutela de un "Yo superior". Los hombres y ciertos animales —los delfines, los caballos, los cerdos, los monos, etc.— poseen un Yo superior individual, mientras que los restantes animales —los insectos, por ejemplo—, las plantas y los minerales, tienen un Yo superior colectivo, responsable de un grupo amplio o de la totalidad de la especie. El Yo superior contiene el proyecto vital del ser, esto es, la información relativa a los temas vitales y a las experiencias que ha llegado a tener, según propia elección tomada antes de encarnarse, durante su existencia terrestre. El Yo superior no predetermina el destino, no dictamina cuándo, dónde ni con quién se experimentarán las diferentes vivencias, ni si el resultado nos deparará felicidad o sufrimiento, ganancias o pérdidas. No está programado el momento de la muerte. La frase "el camino es la meta" también se puede aplicar aquí. Lo que sí está predeterminado son las capacidades y las debilidades particulares del individuo, siendo éste quien decide libremente qué hacer con ellas. Esta es la libertad que Dios regala a cada uno de sus hijos en el instante del nacimiento.

Es en este plano de los Yoes superiores donde se halla el proyecto estructural original, sano e individual, de cada ser. Numerosas esencias reiki extraen de él sus patrones, que servirán para generar las pautas vibratorias necesarias para restablecer la armonía en la esfera material. Lo que no siempre puede extraerse son las estructuras precisas para superar crisis vitales de gran envergadura que formen parte de un proceso evolutivo. Tales energías o recursos deben extraerse de un plano diferente, más próximo a la fuente de la vida.

3) El plano de los maestros espirituales. Este plano es una especie de Yo superior de los Yoes superiores. Aquí se hallan, por ejemplo, los animales de poder de los chamanes, o los seres

que designamos con el nombre de ángeles o dioses –no confundas a estos últimos con Dios, que es el único, la fuente de toda vida.

Existen otros planos en la creación que también son útiles a la hora de elaborar esencias reiki. Condición indispensable para contactar con ellos es haber trabajado previa e intensamente, y durante un tiempo prolongado, con los planos 2) y 3). Describir las energías que actúan en ellos y explicar cómo tratarlas es algo que rebasa el alcance de este libro. Deberá enseñártelo personalmente un maestro humano.

Al mantener un contacto reiki a distancia con determinados seres o partes del segundo o tercer plano, se les está administrando la energía vital universal necesaria para lograr una elevada recarga de su estructura. Cuando la recarga excede cierto límite, las corrientes de energía etérica que contienen los patrones sanadores pueden dirigirse, por medio del mismo contacto, hacia la persona que lo establece. Esta, a su vez y gracias a un procedimiento que se describe más adelante, puede inocularlas en alguna sustancia base, como el agua o el azúcar, de tal manera que permanezcan en ella duraderamente y posibiliten que el patrón curativo actúe de una forma amplia y pura en este plano existencial.

En definitiva, el proceso de fabricación fortalece por un lado al receptor de los patrones curativos y por el otro al individuo que elabora la esencia reiki. ¡No hay perdedor en semejante transacción! Todavía hoy no son conocidas todas las aplicaciones de las esencias reiki, pese a que han transcurrido varios años de intensas investigaciones y comprobaciones prácticas (véanse los apéndices). Queda mucho por investigar y descubrir. Desde un punto de vista objetivo, se puede afirmar que las esencias reiki no provocan daño alguno, pero no hay que olvidar que tras su ingestión se presentarán las crisis curativas características de las medicaciones naturales, lo cual es inevitable en cualquier proceso integral de curación. Volveré a tratar esta cuestión en el próximo capítulo.

Voy a repetir ahora un consejo dirigido a los profanos en materia médica: solo deberán emplear las esencias reiki en el marco del autoconocimiento, del crecimiento personal, de la medicina preventiva general o de las curas caseras de trastornos corrientes. Las esencias no pueden, ni tampoco lo pretenden, suplantar a las consultas con un facultativo, médico naturista o psicoterapeuta. Esto no significa que las esencias reiki, en manos de los profesionales de la medicina, no puedan lograr importantes resultados, como ha demostrado la experiencia de ciertos naturópatas que llevan algún tiempo empleándolas en sus terapias.

¿QUIÉN PUEDE FABRICAR LAS ESENCIAS REIKI?

Las esencias reiki pueden ser elaboradas por cualquiera que haya recibido las iniciaciones de primer y segundo grados de manos de un maestro reiki formado en el sistema tradicional, en la línea espiritual Usui-Hayashi-Takata-Furumoto-Dr. Webber Ray y que sepa aplicar correctamente las técnicas básicas de la potenciación energética, la sanación mental y el tratamiento a distancia. Si tienes alguna duda con respecto a si tu formación es la adecuada, pídele información a tu maestro: te explicará cuál es su línea de formación e iniciación.

Bien, pasemos a la práctica. Para comenzar es importante prepararse convenientemente, con objeto de garantizar que las energías curativas se transmitirán óptimamente a través de tu persona.

LA PREPARACIÓN PREVIA A LA ELABORACIÓN DE LAS ESENCIAS REIKI

La larga preparación que debes realizar antes de elaborar una esencia reiki posiblemente constituya una dura prueba para tu paciencia. Por tu propio interés, no obstante, te aconsejo que ejecutes todos los ejercicios, tal como se indica. Canalizar fuerzas etéreas tan potentes como las que se requieren para fabricar una esencia es una tarea muy ardua. Cuando lleves algún tiempo elaborando esencias reiki de una manera regular –al menos una o dos veces por semana durante tres o cuatro meses– ya no necesitarás tomar medidas preparatorias tan amplias. Tú mismo sentirás cuándo ha llegado ese momento.

No sufrirás ningún daño objetivo si fabricas una esencia sin haberte preparado. Sin embargo, cabe la posibilidad de que la esencia no resulte adecuada o de que experimentes intensas reacciones curativas, causadas por bloqueos energéticos fuertemente arraigados. Como consecuencia de su repentina disolución podrán aparecer bruscas oscilaciones emocionales, un aumento de la sensibilidad, o estados de trance en el caso de que tu Hara no posea la fuerza suficiente para estabilizarte emocionalmente mientras actúas como canal de transmisión de unas vibraciones purificadoras tan poderosas.

Al escribir un libro como este, debo confiar en que tú, lector o lectora, utilices responsablemente la información que pongo a tu disposición. Tú sabrás lo que haces. Yo solo puedo mostrarte el camino y suministrarte el mejor de los mapas para que te orientes en el viaje. Pero eres tú quien ha de recorrer el camino, y si haces caso omiso del mapa y de las señales indicadoras, quizás el viaje resulte accidentado.

Los pasos que siguen constituyen la preparación básica previa a la elaboración de las esencias reiki. Todo el tiempo que dure, renuncia a tomar café, té negro y alcohol, y si eres fumador, al menos deberás reducir tu consumo de nicotina. No comas carne de cerdo. Reduce tu consumo de carne en general. Lo ideal sería adoptar un régimen vegetariano durante la semana que dura la preparación. Pasea a diario al menos treinta minutos y bebe un par de litros de agua. Estas medidas te ayudarán a eliminar los bloqueos, la escoria y las toxinas del metabolismo, intensificando así el efecto benéfico de las meditaciones y los tratamientos reiki.

PRIMER PASO

a) Adminístrate diariamente y durante una semana un tratamiento integral reiki, o pídele a algún amigo que te lo administre.

b) *Además*, durante esa misma semana, debes realizar una meditación hara* de un mínimo de quince minutos diarios. Para ello, siéntate erguido –con la columna vertebral y la pelvis rectas– en una silla. Mantén la cabeza relajada, como si la sujetara un cordel fijado en la coronilla que la elevase suavemente hacia el cielo. Toma aliento y llévalo hacia la parte baja de tu abdomen, hacia tu Hara, que se encuentra aproximadamente a unos cuatro centímetros por debajo del ombligo. El Hara es una especie de almacén de la energía vital que mantiene el equilibrio etérico**. Respira tranquila, profunda y regularmente, imaginando que con cada inspiración las corrientes energéticas fluyen hacia tu Hara y se concentran en él. Visualiza también cómo, con cada espiración, expulsas los residuos energéticos que obstaculizan el libre flujo de la corriente vital en tu interior y se reincorporan al eterno ciclo de las energías vitales. Tras la meditación, date reiki en el abdomen inferior, al menos durante un minuto.

c) Deberás darle reiki cada día a tu Yo superior y a tu Niño interior, durante unos quince minutos y a través del contacto a distancia. Mientras dure la preparación básica, puedes tratarlos tanto separada como conjuntamente, y una vez que haya concluido convendrá proseguir mandándoles

---

* En los cursos donde enseño el método de elaboración de las esencias reiki utilizo la meditación de los Tres Rayos, porque en ese contexto suele ser mucho más efectiva que la meditación hara. Desafortunadamente, solo puede aprenderse por vía iniciática. No obstante, la meditación Hara, al igual que la meditación trascendental o el Kriya, funcionan asimismo bastante bien.
** Véanse las obras de Koichi Tohei citadas en la bibliografía.

reiki al menos una vez por semana, durante unos quince minutos, con objeto de mantener y acrecentar su disposición a cooperar en la fabricación de la esencia reiki.

Segundo paso

Durante la semana siguiente armoniza tus chakras con reiki diariamente, por la mañana y por la tarde-noche. Para ello, colocarás una mano sobre tu primer chakra y la otra sobre el sexto, durante unos cinco minutos. Repite el proceso con los chakras segundo y quinto, y por último, con los chakras tercero y cuarto.

Pasada esta fase preparatoria, estarás en condiciones de elaborar las esencias reiki sin ningún problema, salvo que estés muy enfermo física o psíquicamente. Pese a todo, ¡procura no exigirte esfuerzos demasiado grandes! Empieza elaborando una sola esencia y espera a continuación dos o tres días con el fin de comprobar qué efecto surte en ti. Si no surge ningún problema, prueba con la fabricación de dos esencias diarias. Hasta que no hayas acumulado una vasta experiencia práctica y conozcas a fondo tus reacciones, no deberías fabricar más de tres esencias por jornada.

Justamente antes de elaborar la esencia, adminístrate un tratamiento reiki integral y practica la meditación hara durante unos quince minutos. Cuando hayas terminado de fabricarla o de fabricarlas, repite la meditación hara (quince minutos) y armoniza tus chakras con la fuerza vital. Si elaboras esencias con regularidad, esto es, más de dos veces a la semana, bastará con que armonices tus chakras antes y realices una meditación hara de cinco minutos después de la sesión.

En caso de que no vayas a fabricar ninguna esencia durante un largo periodo pero quieras mantener tu capacidad de hacerlo sin que sean necesarios grandes preparativos, una vez concluidos los pasos descritos más arriba, date un tratamiento integral reiki cada semana y practica una meditación hara de unos quince minutos (véase el primer paso).

Reiki del Arco Iris

Instrucciones generales para la elaboración de las esencias reiki

Necesitas una sustancia base apropiada. Yo suelo utilizar azúcar blanca refinada. También puede servir el azúcar moreno, aunque es menos absorbente que el blanco. Cabe la posibilidad de emplear agua en lugar de azúcar. Sirve el agua del grifo si la filtras antes. ¡No emplees agua destilada! Si deseas conservar las esencias líquidas un tiempo largo, no olvides hacerlo con alcohol. En cualquier farmacia puedes comprar alcohol de noventa grados, adecuado para tus propósitos. Quien haya trabajado con las flores de Bach ya conoce el procedimiento. Habrás de mezclar el agua recargada con el alcohol en una proporción de 50:50. Con objeto de garantizar aún más las propiedades de la sustancia base, esteriliza el agua y el recipiente donde vayas a conservarla, mediante ebullición. Para la conservación de las esencias, ya sean sólidas o líquidas, resultan apropiados los frasquitos de gotas, que pueden adquirirse de varios tamaños en las farmacias. Para fabricar un ungüento reiki son idóneos los aceites de almendra dulce y de jojoba, que también se encuentran en farmacias y herboristerías.

Piensa en la fabricación de cantidades no demasiado pequeñas. El mismo tiempo y la misma cantidad de energía vital universal que se requiere para elaborar unos 25 ml de esencia (unos treinta minutos en total) son suficientes para obtener 250 ml. Para fabricar entre medio litro y dos litros de esencia hay que invertir el doble de tiempo. Serán escasas las ocasiones en que necesites tanta cantidad, puesto que las esencias reiki cunden mucho y se gasta muy poco en cada aplicación.

Cinco horas antes de elaborar una esencia reiki abstente de tomar alcohol o sustancias similares. Aproximadamente una hora antes, deja de ingerir chocolate, café o té negro, y no fumes. Lávate las manos y los antebrazos con agua y jabón. Una vez fabricada la esencia, aguarda al menos una hora antes de volver a consumir alcohol o similares y un mínimo de treinta minutos antes de fumar, tomar café o té negro.

Primer paso: recargar el patrón donante

Inicia un tratamiento a distancia con el símbolo adecuado, esto es, el símbolo de la potenciación energética y sus correspondientes mantras. Enfoca el flujo reiki hacia el destinatario, mencionando tres veces su nombre. Mantén las palmas de las manos alejadas de tu cuerpo y procura no visualizar al destinatario –por regla general, un Yo superior–. Ver algo o no verlo frente a nuestro ojo mental carece de importancia. Pídele que coopere contigo, explícale tu intención de elaborar una esencia reiki. Descríbele, de forma breve y concisa, la finalidad que tendrá y solicítale que ponga sus patrones sanadores a tu disposición. Ofrécele reiki a cambio y potencia varias veces la corriente de la energía por medio del símbolo y el mantra apropiados. Ruégale también que te ayude, que te proteja y te apoye, durante la elaboración de la esencia. Acto seguido, dale reiki durante unos quince minutos. Con frecuencia sucede que el poder que está al otro lado de la comunicación te anuncia cuándo se ha completado la carga. Dale las gracias.

Segundo paso: canalizar las energías curativas

Aplícale ahora un símbolo de sanación mental y otro de potenciación energética a la sustancia base y utiliza los mantras necesarios para activarlos. A continuación repite tres veces, en voz alta o mentalmente, el nombre de la sustancia base, por ejemplo: "Esta agua, esta agua, esta agua".

El tipo de recipiente donde se encuentra la sustancia base no incide sobre la transmisión de la energía. Pese a todo, para conservar la esencia, deberías usar un recipiente de cristal.

Ha llegado el momento de pedirle a la fuerza colaboradora que envíe el patrón curativo. Aguarda hasta que toda la energía enviada penetre, a través de ti, en la sustancia base. Notarás, por la disminución del flujo o por cualquier otro indicio evidente, que el proceso ha concluido. No debería durar más de veinte minutos.

Si tuvieses que interrumpir el proceso de elaboración, retirar las manos y ocuparte de otros asuntos, habrás de volver a empezar desde el principio, estableciendo nuevamente el contacto y procediendo a la recarga energética.

Bien, tu esencia reiki ya está lista para ser usada.

La dosificación de las esencias reiki

Para ingerir las esencias reiki preparadas según el procedimiento indicado más arriba, habrá que volver a diluirlas como sigue. Cuando los destinatarios sean personas que reaccionen con lentitud, en una proporción de 1:20; cuando se trate de personas demasiado sensibles ante las fuerzas curativas etéricas, en una proporción de 1:100. Se pueden tomar entre una y cinco gotas diarias repartidas en varias tomas, durante un tiempo largo, hasta lograr el resultado deseado. En caso de duda, es aconsejable tomar dosis menores y aún más diluidas. Para aquellos que no hayan tomado nunca ninguna esencia reiki, vierte tan solo una gota en un vaso de agua y que lo ingieran a lo largo del día. Deja transcurrir después catorce días y observa cuidadosamente sus reacciones. Es muy posible que esa pequeña dosis resulte suficiente. De lo contrario, esto es, si no se presenta ninguna reacción, asegúrate de que la esencia utilizada es la apropiada. Una esencia cuyas cualidades no responden a los requerimientos del sujeto no puede producir ningún efecto. Si era la apropiada, eleva la dosis y observa los resultados.

Para llevar a cabo fricciones diluye la esencia reiki en una proporción de al menos 1:50 y utilízala una o varias veces al día, en función de las necesidades que existan. Si nunca antes se le han aplicado fricciones con esencias limítate a una sola, y estudia posteriormente sus efectos durante catorce días.

En lo referente a las dosificaciones, véanse también los informes de las naturópatas y maestras reiki Barbara Suhr y Anna Witt que hallarás en los apéndices.

Atención: en las tres horas siguientes a la primera aplicación de una esencia reiki, el receptor no debería llevar a cabo ninguna actividad que requiera concentración y un estado consciente normal. Por ejemplo, debería abstenerse de conducir un coche o de trabajar con máquinas. Se ha observado que en ocasiones se produce una especie de trance curativo durante ese espacio de tiempo. No se trata de una embriaguez similar a la que causan las drogas, sino de una repentina liberación de poderosas energías sutiles que provocan una reestructuración curativa en el cuerpo, la mente y el sistema energético. Una vez que se conoce la reacción individual ante una determinada esencia reiki, se determinará la dosificación con arreglo a las necesidades del individuo, pero no olvides que, en caso de duda, se recomiendan dosificaciones bajas.

Elaboración y acción terapéutica de distintas esencias reiki

I. Elaboración y acción terapéutica de las esencias de transformación

Las esencias de transformación suelen elaborarse en colaboración con el Yo superior de la persona, en general con el Yo superior del fabricante del producto.

Procedimiento*:

PRIMER PASO: establece comunicación a distancia mediante los símbolos del tratamiento a distancia y la potenciación energética, junto con sus correspondientes mantras.

---

* Véase el epígrafe titulado "Instrucciones generales para la elaboración de las Esencias Reiki".

SEGUNDO PASO: enfoca el flujo energético de manera inequívoca convocando tres veces al destinatario mediante la fórmula: "Yo Superior de... (tu nombre y apellidos)". Mantén las palmas de las manos alejadas de tu cuerpo con la idea de que en algún lugar se halla tu compañero etéreo. No lo visualices.

TERCER PASO: pídele respetuosamente que te apoye en tu proyecto de fabricar una esencia reiki que conserve sus propiedades durante mucho tiempo y cuya acción terapéutica sea, por ejemplo, aumentar la "alegría de vivir". Ofrécele reiki a cambio.

CUARTO PASO: transmítele reiki a distancia durante unos quince minutos, de manera que cobre la fuerza necesaria para transferirte el patrón curativo que tú, como canal que eres, introducirás en este plano existencial.

QUINTO PASO: usa un símbolo de tratamiento mental y otro de potenciación energética, enfocándolos sobre la sustancia base –azúcar por ejemplo– y activándolos mediante los mantras correspondientes.

SEXTO PASO: dirige inequívocamente la curación mental hacia la sustancia base llamándola tres veces por su nombre –por ejemplo: "este azúcar, este azúcar, este azúcar"– y mirándola.

SÉPTIMO PASO: pídele a tu colaborador etéreo que, a través de ti, inocule el patrón curativo en la sustancia base.

OCTAVO PASO: aguarda hasta que todo el flujo energético haya penetrado en la sustancia base. Normalmente el proceso quedará concluido en unos veinte minutos.

NOVENO PASO: agradécele al donante del patrón su cooperación y ruégale que vuelva a colaborar contigo en una próxima ocasión. Finaliza correctamente la comunicación a distancia. *En ningún caso debes mantenerlo abierto por más tiempo del que se requiere para la elaboración completa de una esencia reiki.*

Ejemplos de esencias de transformación de probada eficacia

A continuación y como estímulo, voy a explicarte la acción terapéutica de algunas esencias de transformación. Mencionaré también, en una lista, otra serie de esencias interesantes de similares características. Consulta igualmente las tablas pendulares de los apéndices.

Armonización energética

Esta esencia disuelve las congestiones inarmónicas momentáneas, no crónicas, de la energía vital. Estimula el flujo equilibrado y natural de las fuerzas vitales y permite comenzar a trabajar sobre otros bloqueos y desarmonías más profundas. Es útil en caso de shocks, crisis vitales de cualquier índole, angustias, desequilibrios emocionales, mareos característicos de los viajes, dolores de cabeza y problemas digestivos. Alivia las reacciones curativas intensas. Sus efectos son parecidos a los del Rescue Remedy de las Flores de Bach.

Confianza primordial

Algunas personas carecen de la necesaria confianza en la vida. Esta esencia puede ayudarnos a recobrar la profunda confianza en la vida que necesitamos para ser felices, para manejar más relajadamente todo tipo de problemas y para conservar una actitud interior de seguridad en medio de las tormentas cotidianas.

Alegría de vivir

Esta esencia fomenta la capacidad de alegrarse, de jugar, de divertirse gozosamente, como un niño. A diferencia de otras esencias que conozco, suele actuar con bastante rapidez y contundencia. Procura no conducir un vehículo ni hacer nada que exija gran seriedad en las tres o cuatro horas siguientes a su ingestión. Cuando tengas más experiencia con ella, sabrás manejarla adecuadamente.

Flexibilidad

Esta esencia resulta muy útil para aquellas personas que llevan una vida muy rígida, para quienes no miran ni a derecha ni a izquierda, para quienes son intolerantes y no se sienten capaces de aprender algo nuevo por aferrarse excesivamente a lo ya conocido.

Fuerza vital

Resulta apropiada cuando el individuo carece de la energía necesaria para desarrollarse o, sencillamente, para llevar a cabo su rutina cotidiana. También es adecuada para las convalecencias y para recobrar las fuerzas tras una experiencia intensa y agobiante.

Desapego

Algunos individuos tienen dificultades porque no saben desprenderse de lo obsoleto, y siempre les falta espacio para lo nuevo. Esta esencia sirve además para contrarrestar la avaricia y el miedo a entregarse o a perder el control, que son condiciones imprescindibles para el relax y el libre flujo de las emociones en las relaciones interpersonales.

Aceptación

Adecuada para resolver el "síndrome del ayudante", la "conciencia de pobreza" y la incapacidad de aprender. A veces le resulta útil a las personas "resistentes a las terapias". No obstante, conviene revisar antes la cualificación de sus terapeutas: quizás sea por su causa por lo que la terapia no surte efecto.

Orden divino

Resulta apropiada cuando todo es caos en una persona, cuando no puede hallar su lugar en el mundo, cuando no encuentra amigos afines ni una pareja adecuada. Sirve siempre que exista algo que bloquee el orden natural del cuerpo, la mente y el alma. No es, sin embargo, ninguna panacea: seguirá siendo necesario que el afectado ponga en marcha nuevas estructuras en sus relaciones interpersonales, además de solucionar los problemas cotidianos que originan. *Orden divino* es una especie de esencia básica para el tratamiento eficaz de numerosos problemas, es un primer paso dado en la buena dirección.

Capacidad de amar

Por capacidad de amar entendemos el hecho de saber vibrar con otras personas y objetos de este universo, con alegría, confianza e interés. No equivale a desear ayudar a todos y en todo, ni incluye el deber de sacrificarse. Está relacionada con el mandamiento "Ama a tu prójimo *como a ti mismo*". Esta esencia ayuda a quienes no sean capaces de aceptarse a sí mismos ni a los demás de una forma cálida; a quienes odien, o sean codiciosos, envidiosos, celosos, miedosos, orgullosos, intolerantes, crueles, o no cesen de rivalizar.

Sentido de la vida

El *sentido de la vida* es algo que no se encuentra mediante una búsqueda racional. Solo puede percibirse, vislumbrarse, como una sensación. La facultad que nos capacita para atisbarlo es como la quilla de un velero: estabiliza el rumbo y permite navegar contra el viento. Esta esencia ayuda a suministrarle una orientación, una misión, a la vida. No se trata de alcanzar unos objetivos, sino de recorrer el camino apropiado, un camino que es diferente para cada persona, un camino que nos ofrece las pruebas, los éxitos, las fases de relajación y los momentos de comprensión que necesitamos, y en el instante justo.

Conexión con la tierra (Toma de tierra)

Esta esencia armoniza problemas como el dolor de cabeza, los mareos o las exposiciones excesivas a las impresiones etéreas. También contribuye a despertar el interés por las tareas cotidianas y otros asuntos habituales de la existencia, como los amigos, la relación de pareja, la sexualidad, el dinero, la profesión, las posesiones, la salud, la corporalidad, etc.

Conexión con el cielo (Toma de cielo)

Esta esencia puede ayudar a quienes rechacen todo aquello que pueda darles una visión comprensiva y global de su vida y del mundo en general, a quienes solo se interesen por el poder, el dinero y las posesiones, la sexualidad, lo tangible, lo cotidiano y a quienes carezcan de creatividad, iniciativa, sana curiosidad y movilidad.

Despertar

Hay personas que se mueven por el mundo sumidas en una especie de trance hipnótico profundo. No se enteran de nada, son lentas intelectualmente, su comportamiento es torpe e insensible, suelen provocar accidentes por soñar despiertos, etc. La esencia *despertar* les servirá tanto a ellas como a los adictos a toda clase de drogas y a quienes no cesan de darles vueltas y vueltas a sus problemas sin llegar a encontrar una solución. Estimula la evolución de la conciencia y cualquier psicoterapia que busque las causas de los problemas, ¡pero no las sustituye!

Ejemplos adicionales

Acción. Autoestima. Capacidad de afirmarse. Concentración. Creatividad. Determinación. Disposición hacia el aprendizaje. Disposición a curarse. Disposición hacia el crecimiento. Franqueza. Humor. Intuición. Paciencia. Paz. Perdón. Perseverancia. Relajación. Resonancia (a menudo resulta indicada como complemento a la esencia capacidad de amar, permite mejorar la percepción sutil y favorece la disposición a vivir las relaciones de un modo armonioso). Sentido de la responsabilidad. Tolerancia. Valor.

II. Elaboración de esencias vegetales

Se pueden preparar maravillosas esencias reiki con todas las plantas. Su efecto no siempre es idéntico al de las esencias florales de Bach y similares de los fitoterapeutas, o al de los remedios homeopáticos. Cada esencia reiki, no obstante, contiene algunos agentes activos de dichos preparados. A ello se añaden otras propiedades, en parte aún desconocidas, de las que podemos disponer gracias a nuestro particular método de elaboración –véanse las tablas pendulares de los apéndices–. La elaboración de esta clase de esencias no requiere ingredientes vegetales físicos. Aun así, es conveniente haber visto y tocado al menos una vez la planta en cuestión.

Elaboración

Primer paso: sigue el párrafo correspondiente expuesto en el apartado I, relativo a la elaboración de las esencias de transformación. *Segundo paso*: sigue también lo explicado en el apartado I, con la única diferencia, lógicamente, de que el flujo energético se enfoca dirigiéndose tres veces al vegetal en cuestión mediante la fórmula: "Yo superior de... (nombre del género vegetal, por ejemplo de los abedules)". El *tercer paso* solo difiere del que figura en el apartado I en que tu proyecto consiste ahora en elaborar una esencia de conservación permanente que posea los efectos de... (nombre de la planta). Los *pasos cuarto a noveno* son idénticos a los expuestos en I.

Aún queda mucho por descubrir en el terreno de las esencias vegetales. Dado que existe una amplia literatura sobre la cuestión, te recomiendo que, si deseas más información, acudas a los títulos mencionados en la bibliografía comentada. En ellos encontrarás explicaciones sobre los poderes curativos de gran número de plantas bastante más explícitas que lo que yo podría ofrecerte en este libro.

III. Elaboración de esencias con gemas curativas

Se puede elaborar una esencia reiki, dotada de un amplio espectro activo, con cualquier piedra o gema. Su efecto no siempre es similar al de las esencias de gemas curativas fabricadas de manera convencional, aunque compartan muchos de sus agentes activos. Sería excesivo discutir aquí las acciones terapéuticas de los distintos remedios. Infórmate en las obras reseñadas en la bibliografía comentada y consulta las tablas pendulares correspondientes de los apéndices. Asimismo, para fabricar estas esencias es conveniente haber visto y tocado alguna vez el mineral de que se trate.

Elaboración

Primer paso: sigue el párrafo correspondiente expuesto en el apartado I, relativo a la elaboración de las esencias de transformación. *Segundo paso*: sigue también lo explicado en el apartado I, con la única diferencia de que el flujo energético se enfoca dirigiéndose tres veces al mineral de que se trate mediante la fórmula: "Yo superior de... (nombre del mineral, por ejemplo de los cuarzos rosa)". El *tercer paso* solo difiere del que se da en el apartado I en que tu proyecto consiste ahora en elaborar una esencia de conservación permanente que posea los efectos de... (nombre del mineral). Los *pasos cuarto a noveno* son idénticos a lo expuesto en I.

IV. Elaboración de esencias con animales de poder

Cada especie animal posee un Yo superior responsable de la totalidad de sus miembros, incluso cuando se trata de un género cuyos componentes tengan un yo individual. El Yo superior de una especie es, según mi experiencia, lo que se conoce como animal de poder o animal medicinal. Estos seres etéreos, su poder curativo, sus conocimientos específicos y todos sus restantes recursos importantes, han sido muy estimados desde hace milenios por los pueblos primitivos y por las personas que realizan actividades chamánicas. Cuando los hombres acuden a ellos imbuidos de respeto y sinceridad, se muestran muy amables y serviciales.

Los animales de poder pueden ser unos maestros excelentes. Se dice que cada persona se ve escoltada por al menos un animal de poder, que la apoya en cuanto puede, siempre que lo reconozca y solicite su ayuda para superar una crisis vital. Los animales de poder no lo saben todo, ni son omnipotentes, pero pueden enseñarnos y aconsejarnos como buenos amigos en numerosos asuntos.

Las esencias de animales de poder son muy apropiadas para buscar soluciones a problemas que uno no sabe cómo afrontar. Antes de elaborarlas hay que escoger un animal adecuado. Por lo común no tiene sentido seleccionarlo de una manera racional, salvo que se disponga de una amplia experiencia y profundos conocimientos chamánicos. La fórmula oracular ha demostrado ser mucho más conveniente. Procúrate entre treinta y cincuenta tarjetas de un tamaño similar. Apunta en cada una el nombre de un animal y dibuja su imagen, o recorta una fotografía y pégala. Es posible utilizar cartas ya hechas, como las "Karten der Kraft" (Cartas de poder) de J. Sams y D. Carson (Windpferd Verlag), que son excelentes y van acompañadas de un libro que explica con detalle las características de cada uno de los animales de poder. Otra posibilidad consiste en buscar el animal de poder apropiado mediante el péndulo y las tablas pendulares correspondientes de los apéndices.

Elegir el animal de poder a través del oráculo

Necesitas disponer de un cuarto de hora de tranquilidad, es decir, sin que nadie te moleste. Enciende, si lo deseas, algunas barritas de incienso. Realiza una meditación hara durante unos minutos para aislarte del mundo cotidiano y sintonizarte con la actividad espiritual que vas a emprender.

Plantea la siguiente pregunta: "¿Qué animal de poder puede ayudarme a solucionar el problema... (descripción del problema)?". Ten la pregunta en mente mientras barajas las cartas. Distribúyelas en la mesa, boca abajo, y escoge una. Ahora sabes cuál es el animal que ha acudido hacia ti, persuadido de poder serte útil en la resolución de tus dificultades. Dale las gracias por haber respondido a tu llamada y pídele ayuda.

Elaboración

Primer paso: sigue el párrafo correspondiente expuesto en el apartado I, relativo a la elaboración de las esencias de transformación. *Segundo paso*: sigue también lo explicado en el apartado I, con la única diferencia de que el flujo energético se enfoca dirigiéndose tres veces al mineral de que se trate mediante la fórmula: "Yo superior de... (nombre de la especie animal, por ejemplo de los ciervos)". El *tercer paso* solo difiere del que se da en el apartado I en que tu proyecto consiste ahora en elaborar una esencia de conservación permanente que posea los efectos de... (nombre de la especie animal) u otras propiedades energéticas que sean útiles para resolver tu problema. Los *pasos cuarto a noveno* son idénticos a lo expuesto en I.

V. Elaboración de esencias mediante las cartas para la energía de los chakras

Esta forma de elaborar una esencia a través de las cartas de la energía de los chakras* es parecida a la anterior. Necesitas en primer lugar el mazo de cartas, que va acompañado por un extenso libro. Son ciento veintiséis naipes que contienen afirmaciones relacionadas con cada uno de los siete chakras principales, con numerosos chakras secundarios y con los cuatro grandes

---

* Véase en la bibliografía comentada, el libro *Die Chakra-Energie-Karten*.

campos del aura. Hallarás siete afirmaciones diferentes, cuyo significado se explica detalladamente en el libro, para cada centro energético. Cada carta menciona además las esencias aromáticas, gemas curativas y flores de Bach, que comparten el principio curativo que representa y que pueden acrecentar su acción terapéutica.

Elección de una carta

Necesitas disponer de un cuarto de hora de tranquilidad. Enciende, si lo deseas, algunas barritas de incienso. Realiza una meditación hara durante unos minutos para aislarte del mundo cotidiano y sintonízate con la actividad espiritual que vas a emprender.

Plantea la siguiente pregunta: "¿Qué carta de la energía de los chakras puede ayudarme a solucionar el problema... (descripción del problema)?". Ten la pregunta en mente mientras barajas las cartas. Distribúyelas en la mesa, boca abajo, y escoge una. Lee la afirmación impresa y consulta el manual adjunto para comprenderla mejor y familiarizarte con el planteamiento de la solución.

Elaboración

Primer y segundo paso: sigue las instrucciones dadas en el apartado I. El *tercer paso* solo difiere de I en que tu proyecto consiste ahora en fabricar una esencia de conservación permanente que ejerza la acción terapéutica indicada por la afirmación impresa en la carta. Pasos *cuarto a noveno*: sigue las instrucciones dadas en I.

VI. Elaboración de esencias de ángeles

Los ángeles son los seres etéreos que se ocupan, de manera general, de la evolución y la conservación de lo creado. También asumen misiones específicas que tengan que ver con dicha labor. Los más conocidos son los cuatro arcángeles: Gabriel, Miguel,

Rafael y Uriel, pero existen muchos más. Una introducción bastante buena a la cuestión de los ángeles es *Das Licht der Engel* (La luz de los ángeles), de Ferry Lackner –véase la bibliografía comentada.

Toma nota: las esencias de arcángeles, y de algunos otros ángeles también, suelen surtir un efecto muy poderoso. Al principio, dilúyelas al menos en una proporción doble que las demás, pon una gota en un vaso de agua y haz que la persona ingiera solamente un sorbito. Estudia sus reacciones durante al menos las tres semanas posteriores antes de pensar en una nueva toma.

ELECCIÓN DE UN ÁNGEL PARA FABRICAR LA ESENCIA

Necesitas disponer de un cuarto de hora de tranquilidad. Enciende, si lo deseas, algunas barritas de incienso. Realiza una meditación hara durante unos minutos para aislarte del mundo cotidiano y sintonízate con la actividad espiritual que vas a emprender.

Plantea la siguiente pregunta: "¿Qué ángel puede ayudarme a solucionar el problema... (descripción del problema)?". Ten la pregunta en mente mientras barajas las cartas, distribúyelas en la mesa, boca abajo, y escoge una. Ahora sabes cuál es el ángel que ha acudido hacia ti, persuadido de poder serte útil en la resolución de tus dificultades. Dale las gracias por haber respondido a tu llamada y pídele ayuda. Puedes consultar también las tablas pendulares de los apéndices.

ELABORACIÓN

Primer paso: sigue las instrucciones dadas en I. *Segundo paso*: sigue igualmente las instrucciones dadas en I, con la salvedad de que hay que enfocar el flujo energético mencionando tres veces el nombre del ángel, por ejemplo: "arcángel Gabriel, arcángel Gabriel, arcángel Gabriel". *Tercer paso*: similar a I, aunque tu proyecto ahora consiste en elaborar una esencia reiki de conservación permanente que tenga la fuerza particular del ángel o que posea la propiedad energética que él considere más oportuna para curar tu desarmonía. *Pasos cuarto a noveno*: sigue las instrucciones dadas en I.

VII. Elaboración de esencias de órganos

Es posible elaborar una esencia reiki para cada zona de nuestro cuerpo, que actuará como un elemento de normalización. Véanse las tablas pendulares de los apéndices.

Elaboración

Pasos primero y segundo: tal como en I. Excepción al segundo paso: si la esencia no ha surtido efecto o su acción terapéutica no ha resultado satisfactoria, cuando vuelvas a fabricarla enfoca el contacto a distancia hacia el Yo superior de la persona que vaya a ingerirla. El *tercer paso* solo difiere de I en que tu proyecto ahora consiste en elaborar una esencia reiki de conservación permanente que normalice el órgano en cuestión. Los *pasos cuarto a noveno* son idénticos a I.

Una esencia de este tipo muy versátil e interesante es la denominada:

Timo

Se trata de una esencia muy indicada para las revitalizaciones, para prevenir la vejez prematura, fortalecer el sistema inmunológico, estabilizar indirectamente las funciones cardiacas y restablecer el vigor general.

VIII. Elaboración de esencias para los chakras

Estas esencias actúan sobre un chacra, principal o secundario, en su conjunto, normalizándolo y estimulando su desarrollo general. Se distinguen de las esencias fabricadas mediante las cartas de los chakras en que no inciden específicamente sobre un aspecto particular del centro energético.

La elección del chakra se realiza consultando la tabla pendular correspondiente de los apéndices.

Elaboración

Pasos primero y segundo: tal como en I. El *tercer paso* solo se diferencia en que solicitas ayuda para elaborar una esencia de conservación permanente que cure y estimule un chakra determinado. Los pasos *cuarto a noveno* siguen lo indicado en I.

IX. Elaboración de esencias reiki planetarias y estelares

Estas esencias contienen los patrones curativos de los Yoes superiores de los diversos planetas, por ejemplo de Venus, Marte o Júpiter, del Yo superior de la Luna o de los distintos signos zodiacales, por ejemplo de Acuario. Lógicamente, también pueden elaborarse con el Yo superior del Sol o de nuestra patria planetaria: la Tierra.

Para determinar los efectos de esta clase de esencias consulta las obras astrológicas reseñadas en la bibliografía comentada. Hay excelentes libros sobre este tema que te explicarán cuáles son las diferentes propiedades energéticas de los planetas y las constelaciones, mucho mejor y más detalladamente de lo que yo podría hacer aquí.

Elección de un Yo superior planetario o estelar

Si lo deseas, puedes confeccionar tú mismo una baraja de cartas astrológicas con el fin de determinar cuál ha de ser el donante celeste idóneo, capaz de ayudarte a resolver un problema concreto. Para realizar la elección, sigue las instrucciones dadas en los epígrafes de los animales de poder y los ángeles. En los apéndices encontrarás además unas tablas pendulares referidas a este tema. Un buen astrólogo también puede aconsejarte en la elección de los patrones astrológico-vibratorios indicados para afrontar un determinado asunto, o bien especialmente apropiados para ti en general.

Elaboración

Primer paso: sigue las instrucciones dadas en I. *Segundo paso*: sigue igualmente las instrucciones dadas en I, con la salvedad de que hay que enfocar el flujo energético dirigiéndose tres veces al Yo superior del cuerpo celeste de que se trate: "Yo superior de... (nombre del cuerpo celeste, por ejemplo: Venus)". *Tercer paso*: similar a I, aunque tu proyecto ahora consiste en elaborar una esencia reiki de conservación permanente que surta el efecto de... (nombre del cuerpo celeste o de la constelación) o que posea una cualidad energética indicada para la resolución de tu problema. *Pasos cuarto a noveno*: idénticos a I.

X. Elaboración de esencias reiki metálicas

Hace ya mucho tiempo que los expertos utilizan los metales, tanto materialmente como en potencias homeopáticas o en forma de elixires de acción energética. El procedimiento de las esencias reiki ofrece aplicaciones muy amplias para las vibraciones curativas etéricas de los metales.

Puedes informarte acerca de sus respectivos efectos terapéuticos en el excelente libro de Mellie Uyldert *Verborgenes Kräfte der Metalle* (Los poderes ocultos de los metales) –véase la bibliografía comentada.

Elaboración

Primer paso: sigue las instrucciones dadas en I. *Segundo paso*: sigue igualmente las instrucciones dadas en I, con la salvedad de que hay que enfocar el flujo energético dirigiéndose tres veces al Yo superior del metal en cuestión: "Yo superior de... (nombre del metal)". *Tercer paso*: similar a I, aunque tu proyecto ahora consiste en elaborar una esencia reiki de conservación permanente que surta la acción terapéutica característica de... (nombre del metal). *Pasos cuarto a noveno*: idénticos a I.

XI. Ejemplos de otro tipo de esencias reiki
Respetando las reglas de elaboración que se han expuesto en los anteriores apartados, es posible elaborar remedios o esencias partiendo prácticamente de cualquier material que hayas tocado físicamente al menos una vez, salvo que se trate de un donante etéreo. Merece la pena experimentar con todo esto. He aquí algunas sugerencias: oxígeno - Cristo - Buda - Runas - cartas del Tarot - hexagramas del I Ching - lugares de poder tales como la pirámide de Keops - maestros espirituales que sean importantes para ti, como Jesús, Yogananda, Babaji o Sathya Sai Baba.

Sugerencias para la aplicación
práctica de las esencias reiki y consejos
para su correcta utilización

Las esencias reiki no solo son un recurso adecuado para los pequeños y grandes problemas vitales —ya se refieran a la salud o a cualquier otra área de nuestra existencia— de los seres humanos, sino que también ejercen una acción benéfica sobre los animales y las plantas. ¡Compruébalo!

Recuerda que has asumido una gran responsabilidad en relación con el uso de tus nuevos conocimientos. Respeta la libertad y las decisiones de los demás y no les administres jamás las esencias reiki sin su conocimiento. No sería correcto, ni estaría en consonancia con una actitud espiritual. En caso de que no puedas solicitar el permiso del destinatario, porque éste no esté en condiciones de contestarte —plantas, animales, niños pequeños o personas en estado comatoso— establece comunicación con su correspondiente Yo superior y pregúntale si debes aplicarle la esencia reiki. Sumérgete en tu interior para recibir la respuesta y respétala. ¡Tómate muy en serio este consejo relativo a tu responsabilidad, por tu propio interés!

Una aplicación avanzada
del método de las esencias reiki

Para concluir, he aquí una aplicación interesante que se atiene al mismo procedimiento empleado en la elaboración de las esencias reiki. Conviene que no la pongas en práctica hasta que hayas acumulado una gran experiencia con la fabricación y los efectos terapéuticos de las esencias.

De la misma manera que puedes canalizar la energía donada por un Yo superior hacia una sustancia base, puedes aplicarla directamente para el tratamiento de una persona o de otro ser. Limita a treinta segundos – y a un máximo de dos minutos– la carga energética del Yo superior donante y explícale que necesitas vibraciones armonizadoras adecuadas para el tratamiento directo de una persona o de otra criatura.

Para lograr una acción terapéutica integral conviene canalizar esta energía a través de la curación mental reiki, esto es, colocando la mano iniciada sobre la coronilla y la otra sobre la médula oblongada, en el centro de la región occipital, del individuo.

Naturalmente, también es posible canalizar la energía hacia cualquier otra parte del cuerpo colocando las manos directamente sobre ella o empleando la curación a distancia. Solo surtirá efecto en el lugar donde se administra, lo cual puede resultar bastante útil en ciertos casos. Esta forma de canalización es apropiada para eliminar, por ejemplo, traumas relativamente desconectados del sistema energético restante, como podrían ser los dolores que se sienten en extremidades amputadas.

Te ruego que tengas muy en cuenta el contenido del próximo capítulo antes de poner en práctica el método de las esencias reiki. En él hallarás muchas informaciones de interés acerca de las reacciones curativas, las posibilidades de adquirir una información profesional en este terreno y algunos consejos sobre los aspectos legales a respetar en la administración a terceros de las esencias reiki.

Capítulo VII

LA APLICACIÓN PRÁCTICA DE LAS ESENCIAS REIKI

En este capítulo hallarás informaciones útiles y necesarias para aplicar correctamente las esencias reiki.

¿QUÉ SUCEDE CUANDO SE EMPLEA UNA ESENCIA REIKI?

Cuando las personas se curan de modo natural o cuando avanzan por propia iniciativa en su evolución espiritual, se presentan a menudo las denominadas "reacciones curativas". Sabiéndolo y teniéndolo en cuenta, no deben constituir un problema serio. En caso contrario, sí que pueden sorprender a quien no esté preparado para afrontarlas: infundirle miedo o hacerle interpretar erróneamente lo que le ocurre, con lo que no reaccionará de la forma correcta.

También puede ocurrir que la esencia reiki aplicada no sea suficiente para curar una desarmonía, o que la que se ha escogido no sea la apropiada. En estos casos es importante no sobrepasar los límites de la propia competencia y acudir *a tiempo* a un médico experto.

¿QUÉ SON LAS REACCIONES CURATIVAS?

Las reacciones curativas son la respuesta de nuestro cuerpo a las acciones terapéuticas que normalizan sus energías vitales. Concretamente, puede ocurrir lo siguiente:

a) Tienen lugar procesos de desintoxicación en los planos físico, emocional, mental y energético. Son necesarios porque el cuerpo no puede sanar de verdad hasta que no haya eliminado cualquier toxina o impureza que contenga. Las emociones reprimidas desde tiempo atrás obstaculizan el libre flujo de los sentimientos actuales. Un sujeto no podrá mantenerse sano y sentirse bien mientras que su forma de vida no le permita satisfacer sus necesidades individuales ni fomente su evolución. Esta situación lo debilitará constantemente. No podrá crecer espiritualmente ni desarrollarse de ningún otro modo mientras sus chakras y meridianos estén ocupados por energías obsoletas.

Por descontado que todos estos aspectos que acabo de mencionar están interrelacionados entre sí. Nada puede disolverse aisladamente, la corriente vitalizadora siempre arrastra otras desarmonías, al menos de una manera parcial.

b) Se agudizan durante cierto tiempo las dolencias reprimidas o crónicas, mostrando una sintomatología mucho más acusada. Este proceso forma parte de la desintoxicación, considerada en un sentido amplio.

c) Ocurren procesos de reestructuración a todos los niveles, lo cual acarrea pasajeros sentimientos de inseguridad y desamparo, dificultades para tomar decisiones, oscilaciones emocionales, reducción del rendimiento y de la resistencia física e intelectual y mayor vulnerabilidad emotiva. Una vez concluida la reestructuración, se acrecentará considerablemente nuestro rendimiento y nuestra capacidad, nuestra estabilidad, nuestra creatividad y nuestra alegría de vivir.

d) Los procesos mencionados en los puntos a) y c) requieren un elevado consumo de energía y de materiales apropiados para generar las nuevas estructuras físicas. Por esta razón, la persona afectada necesitará dormir más de lo acostumbrado, seguir un ritmo de vida menos estresante, ingerir grandes cantidades de agua con el fin de facilitar los procesos metabólicos y de desintoxicación, hacer algún tipo de ejercicio físico suave y regular, y adoptar un régimen alimenticio sano y ligero que contenga más sustancias vitales de las habituales.

Los efectos de las esencias reiki sobre el entorno social

Con frecuencia se ha observado que la aplicación de las esencias reiki no solo fomenta el desarrollo del individuo que las recibe, sino que repercute además en quienes mantienen un contacto estrecho con él, siempre que estén interiormente dispuestas a aprovechar las oportunidades de crecimiento.

Las personas están conectadas entre sí y con los demás seres de su mundo cotidiano de múltiples formas además de la etéreo-energética. Por ello, es comprensible que un profundo proceso evolutivo llevado a cabo por alguno de los miembros del grupo afecte positivamente a todos los demás, con la excepción de quienes siempre se resisten a los cambios constructivos.

No te extrañes, por lo tanto, de que después de que hayas ingerido una esencia reiki también tu pareja u otros miembros de tu familia, tus colegas, tus amigos íntimos, den repentinamente algunos pasos "en la buena dirección". No obstante, no debes confiar ciegamente en que tal cosa ocurra.

¿CUÁNDO HAY QUE ACUDIR AL MÉDICO?

Como profano en ciencias médicas, deberás aplicar tu conocimiento de las esencias reiki en el ámbito de la medicina casera, esto es, en el tratamiento de dolencias cotidianas y leves que puedan afectarte a ti o a los miembros de tu familia. También están indicadas como medidas preventivas para conservar la salud y en el terreno del autoconocimiento y el crecimiento personal. *Debes acudir sin demora a un médico siempre que la enfermedad sea o se torne seria, siempre que sospeches que podría tratarse de algo más grave o cuando te asalten dudas acerca del tratamiento.* El médico hará un diagnóstico correcto, te prescribirá la terapia adecuada en caso de que sea necesario y vigilará sus efectos. Dicho tratamiento podrá complementarse, siempre en función del caso de que se trate, con las terapias tradicionales del reiki, con los métodos avanzados del Reiki del Arco Iris, etc. Puedes decirle al médico que deseas contribuir a la curación y ponerte de acuerdo con él.

También habría que consultar a un médico si las reacciones curativas son muy violentas o no desaparecen a los tres días. Por un lado te ayudará a aliviarlas con medidas sencillas y constructivas y por el otro, estará en condiciones de asegurarte que no se trata en realidad de ninguna enfermedad que requiera tratamiento.

La interacción de las esencias reiki con otros medicamentos

Según la información y el conocimiento de que dispongo, no existen interacciones directas entre las esencias reiki y los medicamentos químicos o naturales.

Combinadas con los tratamientos homeopáticos resulta imposible determinar qué efecto produce cada cosa. No se puede comprobar exactamente qué medida es responsable de la acción terapéutica. Por ello, es conveniente consultar con el homeópata antes de ingerir una esencia reiki.

El efecto desintoxicador de las esencias reiki puede reducir la acción de ciertos medicamentos. Esto conlleva peligro de muerte en los casos de aquellos medicamentos cuya eficacia depende de que su nivel de concentración en la sangre permanezca siempre igual. Antes de que un individuo sujeto a tratamientos de este tipo –o bien cuando no sepamos a ciencia cierta si los medicamentos que esté tomando habitualmente son de vital importancia para él– ingiera una esencia reiki es imprescindible consultar con su médico. También será el facultativo quien deberá decidir qué cambios hay que realizar en la dosificación de los medicamentos cuando el cuerpo del paciente adquiera una mayor capacidad de desintoxicación.

Cuando la toma de esencias reiki haya mejorado el funcionamiento del órgano enfermo de un individuo, quizás sea necesario reducir o incluso suprimir la medicación que le haya sido prescrita. ¡Únicamente el médico habitual del paciente podrá tomar la decisión!

En el caso de los diabéticos que se administran insulina es importante ajustar las dosis cuando mejore el funcionamiento del páncreas, para que no peligre su vida. En todos estos casos que acabo de enumerar, es imprescindible consultar previamente con el médico, quien deberá realizar chequeos regulares a los pacientes para tenerlos bajo control.

Reiki del Arco Iris

Aspectos legales que es preciso respetar a la hora de administrar las esencias reiki a terceros

A tenor de lo que dicta la ley alemana de naturopatía, los profanos en ciencias médicas deben limitarse a aplicar las esencias reiki y otros métodos curativos únicamente en el ámbito privado y en el marco de la medicina preventiva, del autoconocimiento y del crecimiento personal. Tan solo los médicos de formación oficial que estén colegiados, los naturópatas con licencia y los restantes profesionales terapéuticos, como por ejemplo los fisioterapeutas, tienen derecho a establecer un diagnóstico y a prescribir una terapia en el campo de su especialidad. Cualquier otra persona que no forme parte de alguna de estas categorías y se dedique a tales actividades estará cometiendo un delito, perseguible por la justicia. Al margen de lo anterior, mi opinión es que no es justificable, desde un punto de vista ético ni espiritual, que un profano asuma las funciones de un médico. Por todo ello, dedícate solamente a trabajos para los que estés cualificado. Si deseas trabajar en el campo médico, cursa los estudios necesarios y aprueba los exámenes correspondientes, de manera que puedas ejercer el oficio legalmente. No olvides que tu responsabilidad es muy grande: tus pacientes son personas aquejadas de graves problemas. Si no quieres o no puedes seguir los estudios necesarios, limítate a aplicar tus conocimientos a personas perfectamente sanas.

Una restricción por mi parte...

Con la publicación de estas informaciones acerca del Reiki del Arco Iris en general y concretamente del método de las esencias reiki, quisiera contribuir a que cualquier persona que posea los requisitos necesarios –el primer o el segundo grado reiki–

pueda sacarles provecho y trabajar con ello en su ámbito familiar y privado.

No quisiera, sin embargo, que nadie desarrollara actividades comerciales de cualquier índole sirviéndose de los términos "esencias reiki", "Reiki del Arco Iris" o "mandalas reiki", o realice actividades relacionadas con este tema –elaboración y aplicación de productos, organización de seminarios, creación de literatura o de material audiovisual, etc.– si la citada persona no ha sido formada por mí, personalmente o por algún instructor que yo haya preparado y autorizado con la intención de que enseñe a su vez la teoría y la práctica del Reiki del Arco Iris a las personas interesadas.

Esta es una restricción necesaria para garantizar, en lo posible, que nadie sea engañado. He registrado los derechos de los términos mencionados, tanto en Alemania como en otros países. Puedes solicitar una lista actualizada de los instructores del Reiki del Arco Iris y las esencias reiki cualificados, así como de otros terapeutas profesionales que trabajan con el reiki, dirigiéndote a la Windpferd Verlag. Encontrarás la dirección al final de este libro.

Los cursos del Instituto Reiki-Do

El Instituto Reiki-Do Walter Lübeck ofrece cursos de diplomatura para profesionales de la medicina, en los que se enseña a elaborar y aplicar las esencias reiki y otros métodos del Reiki del Arco Iris que sean de interés para la práctica médica. La formación se realiza en colaboración con médicos profesionales expertos. Si estás interesado, infórmate a través de la Windpferd Verlag.

Reiki del Arco Iris

Cursos sobre esencias reiki para profanos

Los profanos en ciencias médicas también pueden formarse en las técnicas de elaboración y aplicación de las esencias reiki con fines privados. El Instituto Reiki-Do Walter Lübeck les ofrece seminarios, talleres y diferentes materiales didácticos.

Apéndice 1

BREVE EXPLICACIÓN DE LOS CUATRO CAMPOS DEL AURA Y DE LOS SIETE CHAKRAS PRINCIPALES

RESUMEN DEL SISTEMA ENERGÉTICO
ETÉREO DEL SER HUMANO

LOS CAMPOS DEL AURA

EL CUERPO ETÉREO: informaciones sobre la estructura del cuerpo físico; acceso a la energía vital universal; capacidad de percepción y actuación en el terreno etérico.

EL CUERPO EMOCIONAL: sustentador y organizador de la vida emotiva y de los instintos; archivo de energías emocionales no exteriorizadas.

EL CUERPO MENTAL: sustentador y organizador de los procesos racionales, conscientes e inconscientes, y de los hábitos mentales –por ejemplo: juicios de valor, conceptos, ideas éticas y morales, etc.

EL CUERPO ESPIRITUAL: conexión del ser humano con el poder creador, punto de unión de todo lo viviente.

LOS CHAKRAS PRINCIPALES

PRIMER CENTRO ENERGÉTICO-CHAKRA RAÍZ: supervivencia, conservación de la especie, estructura, lucha. Órganos: huesos, uñas, dentadura, glándulas suprarrenales, piernas, sangre.

SEGUNDO CENTRO ENERGÉTICO-CHAKRA SEXUAL: alegría de vivir, proximidad, capacidad de relación, sensualidad y corporeidad. Órganos: aparato urogenital, riñones, piel, brazos, fluidos corporales.

TERCER CENTRO ENERGÉTICO-CHAKRA DEL PLEXO SOLAR: poder, dominación, miedo, karma, separación, pensamiento analítico. Órganos: sistema digestivo, hígado, plexo solar, sistema neuro-vegetativo, articulaciones, musculatura en estado de tensión, metabolismo energético, procesos desintoxicadores mediante eliminación/encapsulamiento.

CUARTO CENTRO ENERGÉTICO-CHAKRA CARDIACO: amor, unidad. Órganos: corazón, partes del páncreas, glándula timo, desintoxicación mediante el almacenamiento en los depósitos de grasa, musculatura en estado de relajación.

QUINTO CENTRO ENERGÉTICO-CHAKRA DE LA GARGANTA: autoexpresión, individualidad, comunicación. Órganos: garganta, cuello, nuca, pulmones, tiroides, equilibrio entre el crecimiento físico y el crecimiento mental.

SEXTO CENTRO ENERGÉTICO-CHAKRA FRONTAL: revelación del camino individual en el marco cósmico. Órganos: orejas, nariz, ojos, hipófisis.

SÉPTIMO CENTRO ENERGÉTICO-CHAKRA CRANEAL: consciencia cósmica, transformación, éxtasis. Órganos: epífisis.

APÉNDICE 1

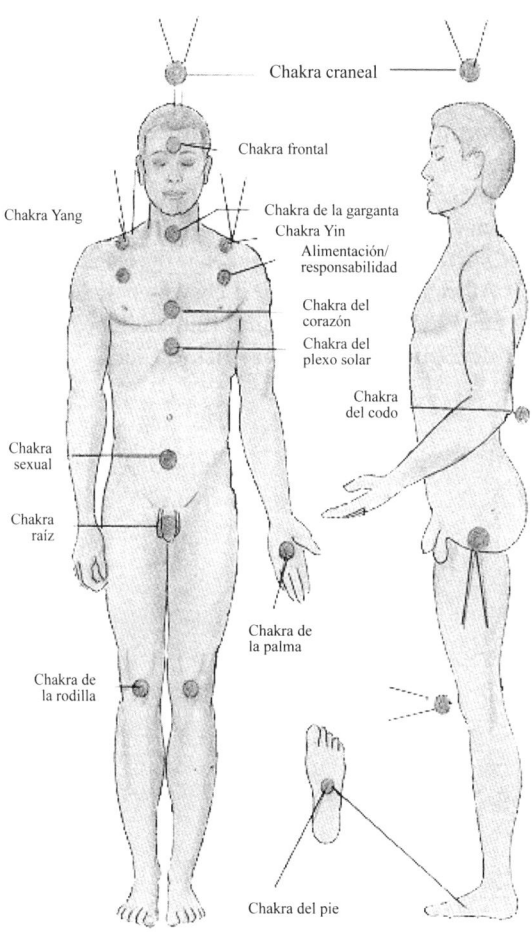

Los chakras principales y secundarios

LOS CHAKRAS SECUNDARIOS

CHAKRA YIN: función similar, aunque mucho menos universal y compleja, a la del séptimo centro energético o chakra craneal. Nexo de unión con todo aquello que es Yin, tanto en el plano interno como en el externo.

CHAKRA YANG: función similar, aunque mucho menos universal y compleja, a la del séptimo centro energético o chakra craneal. Nexo de unión con todo aquello que es Yang, tanto en el plano interno como en el externo.

CHAKRAS DE LA ALIMENTACIÓN/RESPONSABILIDAD: estos centros, además de la alimentación, regulan cualquier clase de responsabilidad que haya que asumir, en los terrenos material, energético e informativo.

CHAKRAS DE LAS PALMAS DE LAS MANOS: exteriorización de la energía de todos los chakras y percepción de lo sutil.

CHAKRAS DE LOS CODOS: regulación de la intensidad de las relaciones, por ejemplo: aceptación e imposición de límites.

CHAKRAS DE LAS RODILLAS: capacidad de enseñar y aprender. Inclinación hacia la vida, con todas sus consecuencias, o hacia la muerte.

CHAKRAS DE LOS PIES: función similar a la de los chakras de las manos, con la salvedad de que la conexión se orienta sobre todo hacia la tierra en lugar de hacia otros seres animados. Desarrollo armonioso y conectado a la tierra, de la espiritualidad y la fortuna material.

Apéndice 2

EXPERIENCIAS CON LAS ESENCIAS REIKI
POR BARBARA SUHR, MAESTRA REIKI Y NATURÓPATA

1) ELABORACIÓN DE LAS ESENCIAS

Comúnmente, en el momento de elaborar las esencias acudo a un lugar de poder que sea importante para mí.

2) CARTAS DE LA ENERGÍA DE LOS CHAKRAS COMBINADAS CON LAS ESENCIAS REIKI

Me gusta emplear las cartas de la energía de los chakras en el tratamiento de mis pacientes. Empleo mucho tiempo en preparar, junto con el paciente, una pregunta concisa relacionada con sus problemas. Una vez extraída la carta del mazo, conversamos detalladamente acerca de la afirmación escogida, ya que no siempre es fácil para una persona no experta encontrar la relación existente entre la carta y el tema tratado.

3) TRATAMIENTO MENTAL BASADO EN LA AFIRMACIÓN CONTENIDA EN LA CARTA

Tras la aclaración, le aplico al paciente un tratamiento mental, basado en la afirmación de la carta escogida. Con ello, lo voy preparando para la ingestión de la esencia que fabricaré más tarde.

4) OPCIONES ADICIONALES

El manual que acompaña a la baraja atribuye a cada carta una esencia aromática, una gema curativa y una flor de Bach, o una combinación de todo ello. Frecuentemente los empleo del modo siguiente:

a) Esencias aromáticas: recomiendo que se aplique la esencia correspondiente una hora antes de acostarse, en el dormitorio. Conviene no excederse con la dosis para que el olor no sea demasiado penetrante e impida el descanso.

b) Gemas curativas: en ocasiones las recomiendo como amuleto complementario, o elaboro una esencia con un mineral que el paciente pueda ingerir.

c) Flores de Bach: a veces, antes del tratamiento mental basado en la carta elegida, administro una gota de Stock Bottle directamente en la lengua del paciente. Cuando la terapia avanza muy lentamente o se presentan reacciones curativas, mezclo entre cinco y diez gotas de la tintura original (esencia reiki sin diluir) con treinta mililitros de agua, recomendando al paciente que tome seis gotas de dicho líquido de cuatro a seis veces diarias.

5) DOSIFICACIÓN DE LAS ESENCIAS REIKI ELABORADAS CON LAS CARTAS DE LA ENERGÍA DE LOS CHAKRAS

La dosificación dependerá de la sustancia base y de la envergadura del malestar a tratar.

a) Esencia elaborada con la sustancia base "azúcar blanca".

Una toma o dosis equivale a lo que cabe en la punta del dedo meñique del paciente, humedecida e introducida suavemente en el azúcar que contiene la esencia. El paciente chupa el azúcar y lo deja que se disuelva en la boca.

b) Esencia disuelta.

Disolver una toma (véase el apartado anterior) en un vaso de agua y beberlo a pequeños sorbos, a lo largo de un día. La cantidad de agua empleada dependerá de la gravedad de la dolencia: cuanto más grave sea ésta, menor será aquélla.

c) Esencia conservada con alcohol muy concentrado.

Las esencias reiki contenidas en una sustancia base como el azúcar o el agua pueden conservarse añadiéndoles alcohol muy concentrado. La dosificación de dicha mezcla varía en función de la esencia y del caso. Mis observaciones a este respecto no me permiten establecer reglas de validez general.

6) Cooperación de los pacientes
   en el proceso curativo

Como cualquier terapia integral, la sanación con esencias reiki también requiere que el paciente se implique y afronte valerosamente el proceso curativo, que esté atento y que perciba lo que ocurre en su interior, que reflexione sobre lo que está pasando y que permanezca abierto a los cambios.

7) La acción terapéutica de las esencias reiki

La acción terapéutica de las esencias reiki es holística. Resulta imposible de evaluar en su totalidad por parte del terapeuta en el marco de una sola sesión. Es necesario preparar al paciente con anterioridad, capacitarlo para que pueda observar y reconocer, de un modo realista y sin asustarse –esto último obstaculizaría el progreso de la terapia–, sus propias reacciones sanadoras.

Yo afirmaría que para iniciar el tratamiento basta con administrar una toma de esencia reiki sin diluir (tintura original), con agua o azúcar. A continuación habría que observar las reacciones curativas. Una vez que éstas hayan desaparecido, se podrá reanudar la administración. En función de los avances que vayan produciéndose se determinará si se le administra otra dosis de la misma esencia o si es preciso elaborar una nueva mediante las cartas de la energía de los chakras.

He observado que no suelen surgir problemas, y que las reacciones sanadoras tampoco son demasiado intensas, cuando se administran varias tomas semanales y siempre que la tintura original se haya vuelto a diluir. No obstante, en la mayoría de los casos es innecesario repetir las tomas. El proceso curativo que va teniendo lugar en el plano mental se refleja muy pronto en ciertas transformaciones físicas y sus efectos pueden prolongarse durante mucho tiempo. Esto se asemeja a arrojar una piedra al agua y generar una serie de círculos concéntricos que se van expandiendo hasta perder su fuerza. Los múltiples y sutiles cambios que las esencias reiki provocan en una persona solo se descubren al observarla muy atentamente. No obstante, en algún momento determinado logrará dar el gran salto hacia la armonía.

La acción terapéutica de las esencias reiki es, a mi juicio, comparable a la de las potencias elevadas de la homeopatía. Parece, sin embargo, que las esencias reiki apuntan –al igual que el propio reiki– hacia una armonía integral que a menudo no comprendemos por completo, una armonía que pretende reintegrar al ser humano en la totalidad del universo, y sin que para ello precisemos "sentarnos durante horas en una alfombra de clavos", esto es, que no es necesario que estemos realizando constantemente largos y arduos ejercicios.

En mi opinión, las esencias reiki son una forma de preparar al hombre actual para que pueda adaptarse a las circunstancias vitales, tan cambiantes hoy en día. Quisiera señalar, no obstante, el riesgo que se corre al aplicar las esencias sin las necesarias precaución y responsabilidad, que no solo pueden provocar reacciones curativas sino que además pueden originar apreciaciones erróneas, o poco realistas, de las circunstancias en las que nos desenvolvemos. No hay que confundir esto último con el efecto de los estupefacientes (nota de Walter Lübeck: este fenómeno está causado por la repentina liberación de las energías emocionales reprimidas, las cuales provocan, de un modo pasajero, una apreciación de la experiencia distinta a lo que sería una evaluación subjetiva normal. A veces llega a producirse una reestructuración asombrosamente rápida de las pautas de conducta). La apreciación irreal del mundo producida por las esencias recuerda más bien a las imágenes de un caleidoscopio, a la sensación de que el mundo actual se está derrumbando. A menudo surgen gozosas expectativas ante la siguiente imagen, ante la nueva situación, un estado exento de temor que podría conducir en ciertos casos a tomar decisiones equivocadas (nota de Walter Lübeck: para prevenir estos errores, antes de aplicar la terapia habría que indicarle al paciente –como es habitual cuando el tratamiento afecta a las estructuras mentales– que no ha de aspirar a realizar ningún cambio de gran importancia mientras dure el proceso curativo. Deberá esperar hasta que la terapia concluya, hasta que su mundo interior recobre la estabilidad. Esto equivale a decir que durante una terapia uno no debería dejar su puesto de trabajo, ni contraer matrimonio, ni romper una relación de pareja, etc.).

También me he percatado de que el apego consciente a nuestras costumbres puede disminuir considerablemente la acción de las esencias reiki. Sucede lo mismo cuando el individuo no comprende la utilidad de transformar su modo de vida de forma permanente: al cabo de pocas semanas todo vuelve a ser como antes. En estos casos, los pacientes, más que reaccionar como se esperaba al estímulo curativo de la esencia, aprovechaban la mejora de sus molestias para regresar con nuevos bríos a sus viejas andanzas, volviendo a estrellarse contra sus inadecuadas circunstancias: familia, trabajo, imagen de sí mismo errónea, etc. Lo que sí me pareció interesante, en mi calidad de naturópata independiente, es que todos ellos quisieran acudir nuevamente a la consulta, con más interés, comprensión, y mejor dispuestos para acometer una nueva terapia. Esto me parece un indicio de que las esencias reiki influyen de una manera duradera en la predisposición que el individuo siente hacia su propio crecimiento.

La acción terapéutica de las diferentes esencias reiki. Ejemplos extraídos de mi experiencia práctica

Armonización energética (esencia de transformación)
Este es un buen remedio para iniciar el tratamiento. Produce una especie de reordenación en el plano de los hábitos (estructuras de conducta automatizadas) y otras reacciones similares. Por ejemplo: cansancio; intensos deseos de dormir; intentos de desconectarse de la vida cotidiana; sueño más reparador; rebrote de malestares físicos pasajeros que se han padecido en otro momento de una manera más prologada; estados de ánimo depresivos; estados de euforia; estados de alegría; aumento del deseo de trabajar.

Tras la administración de una o dos tomas de esta esencia y una vez desaparecidas las correspondientes reacciones sanadoras, el paciente, siguiendo el procedimiento oracular, escoge una afirmación de las cartas para la energía de los chakras y yo entonces le preparo una nueva esencia relacionada con ella.

Esencia para las alergias
Esencia elaborada sobre la base de la acción terapéutica de la carta para la energía de los chakras nº 5, que contiene la siguiente afirmación: "Todas las energías que me rodean solo me alcanzarán en la medida en que yo las tolere y sean propicias para mi crecimiento".

Cuando el paciente ingiere esta esencia suele producirse, según mi experiencia, una reestructuración en el plano del poder y el establecimiento de límites, acompañada por las siguientes reacciones: rebrote de antiguas molestias físicas o psíquicas; rebrote de ciertos estados de ánimo que el paciente creía "dominados"; insomnio; tristeza cada vez que se abandonan hábitos vitales considerados como entrañables; intentos de no sentirse afectado por problemas externos –resultado de haber interpuesto límites entre uno mismo y el exterior–; aclaración de conceptos acerca de nosotros mismos y de nuestra vida; aumento de la valentía; disminución de las molestias alérgicas.

Tras tratar una alergia con las esencias reiki, suele ser necesario aliviar el impacto de las crisis curativas con medicamentos homeopáticos (nota de Walter Lübeck: habría que investigar qué esencias podrían desempeñar esta misma función).

En los casos de alergias alimenticias que ocasionen trastornos intestinales, he observado que, transcurridos unos diez minutos tras la toma de la esencia reiki nº 15, elaborada con azúcar blanca como sustancia base, el dolor tiende a remitir.

Las crisis curativas, en el caso de pacientes cooperativos, pueden aliviarse prestándoles apoyo y aliento.

De forma global se puede afirmar que en todos los pacientes disminuyó la propensión a las alergias.

Despertar (esencia de transformación)
Indicada para las personas desesperadas. Se produjeron muy pocas reacciones físicas. Activa el campo psicomental. De repente, el paciente lleva a cabo viejos proyectos que nunca puso en práctica por falta de valor e iniciativa, sin comprender directamente la relación causa-efecto que existe entre la toma de la esencia reiki y su actividad. Se vuelve alegre, aunque siga siendo vulnerable. Comienza a descubrir el lado positivo de la vida.

Esencia elaborada con la carta para la energía de los chakras nº 112, que contiene la afirmación: "Cada día siento más intensamente las corrientes de la vida, dentro de mí y a mi alrededor".

Indicada para remediar la falta de orientación del paciente con respecto a su proyecto vital. Baja la presión sanguínea de los hipertensos. Alivia los estados depresivos. Todo aquello que anteriormente parecía una gigantesca e insuperable montaña, al ser contemplado bajo otra luz, pierde su enormidad y el paciente se atreve a emprender la lucha contra las dificultades. Siente deseos de probar algo nuevo.

Son suficientes una o dos tomas para poner en marcha el proceso. A continuación hay que armarse de paciencia y esperar. Las "sobredosis" provocan la actualización de los problemas latentes de columna vertebral. Quizás sea necesario tratar la inarmonía psicomental que subyace bajo este síntoma físico.

Esencia elaborada con la carta para la energía de los chakras nº 7, que contiene la afirmación: "Fluyendo libremente, mi cuerpo etéreo se va consolidando segundo a segundo".

Indicada para los afectados de "perfeccionismo", ambición y falta de flexibilidad. Lo que llama la atención en estas personas es que sean tan tolerantes con los demás y tan estrictas consigo mismas. Las molestias físicas, por regla general, se alivian con una toma. Permite identificar los casos de autolesiones y las conductas que las originan. Surge el valor y la determinación de erradicar la propensión a autolesionarse. El paciente llega a ser capaz de librarse de experiencias pasadas que aún le pesan y de actitudes que afectan negativamente su vida actual. Desea aprender a perdonarse a sí mismo. Esta esencia actúa con suavidad y delicadeza.

Conexión con la tierra (esencia de transformación)

Reconduce hacia la vida cotidiana tras un exceso de reflexiones, meditaciones o trabajos energéticos. Produce efectos muy potentes, independientemente de que se haya ingerido en estado puro o diluida. Provoca la aparición de síntomas físicos relacionados con aquel punto débil del campo psicomental que se encuentra en proceso de curación. Procesos dolorosos de autoconocimiento. Temor a que su efecto no cese nunca.

Considero imprescindible que alguien experto en procesos de sanación integral asista al paciente mientras duren las reacciones curativas. Desaparecen al cabo de unas horas. Es notable la gran capacidad de concentración de que goza el individuo en la fase siguiente.

Experiencias con las esencias reiki
por Anne Witt, naturópata y maestra reiki

Explicaciones para la interpretación de las decodermografías

La derivación 7 muestra el estado del primer chakra, la derivación 2 el del segundo chakra, la derivación 4 el del tercer chakra, la derivación 6 el del cuarto chakra, la derivación 1 el del quinto chakra, y la 5 el del séptimo chakra. Las "banderolas" rojas muestran los resultados de la primera medición (valores iniciales, previos a la estimulación de la reacción), las verdes los de la segunda medición (valores posteriores a la estimulación de la reacción por parte del aparato medidor) y las azules los valores registrados tras la toma de la esencia reiki (intervención terapéutica).

En el caso óptimo, la banderola verde debería sobrepasar a la roja. La banderola verde refleja la capacidad reguladora del organismo tras la estimulación por parte del aparato medidor. Cuando el cuerpo reacciona adecuadamente al estímulo, puede considerarse "sano". Cuanto menos capaz sea de regular su respuesta al estímulo, más desarmonías albergará.

Primer caso: una paciente con experiencias de abusos sexuales

Se le administró la esencia "liberación del abuso". Dosificación: tres gotas diarias en una sola toma. A los pocos días de iniciar el tratamiento, comenzó a padecer segregaciones supurantes en las fosas nasales laterales, tos y dolores en la región cardiaca. Continuó tomando las gotas, pese a las reacciones, interpretándolas como reacciones purificadoras y eliminadoras. Comenzaron a producirse cambios en su relación de pareja. Resultó evidente que su compañero también había tenido problemas similares, pero al principio la comunicación entre ambos fue muy difícil. Su compañero tomó la decisión de acudir a un psicoterapeuta e iniciar un tratamiento. Durante todo ese tiempo la paciente siguió conmigo una psicoterapia acompañada de trabajo con los chakras y sesiones metamórficas. Los síntomas físicos remitieron al cabo de algún tiempo, sin que hubiera ingerido medicamento alguno. Un diagnóstico biofísico permitió constatar que la problemática kármica implícita en su relación

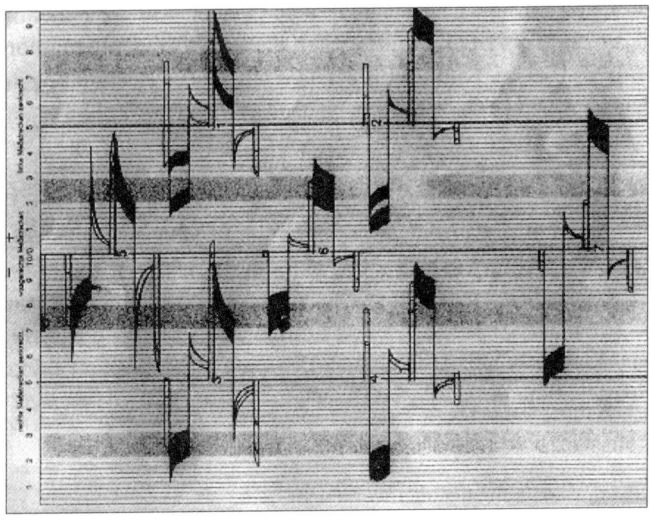

Ejemplo de una decodermografía

de pareja comenzaba a resolverse. El resto es futuro. Habrá que esperar.

Evaluación: elaboré varias esencias reiki para los diversos cuerpos energéticos. La observación demostró que sus problemas experimentaron cambios claros, profundos y rápidos, incluso dramáticos. Por supuesto que fue necesario asistir a la paciente incluso fuera del horario de consultas. Ella se volvió muy consciente de los progresos del proceso curativo y se mostró dispuesta a integrar las transformaciones en su vida.

Seis semanas después del inicio de la terapia su relación de pareja había cambiado de forma drástica. Su compañero está profundizando por primera vez en su propio interior, con lo que la relación es ahora bastante más profunda (nota de Walter Lübeck: con ello se pone claramente de manifiesto que la acción terapéutica de las esencias reiki no se limita a la persona tratada, sino que resuena en el mundo que la rodea).

Segundo caso: una paciente que sufre modificaciones de la estructura celular en el cuello del útero

La decodermografía puso de relieve que la paciente sufría una acidosis, esto es, un aumento de la acidez en el organismo. Además de un remedio homeopático tradicional, se le administró la esencia reiki "regulación de equilibrio ácido-alcalino", en los planos físico, mental, emocional y etéreo. Para facilitar la comprensión, diré que el ácido se atribuye al principio masculino y la alcalinidad al principio femenino.

La paciente me informó de que había aprendido a moderar la agresividad en el trato con su pareja y con las demás personas que la rodeaban. Comenzó a comprender que la agresividad de los demás no se dirige necesariamente contra ella, que no debe sentirse personalmente atacada tan a menudo. Ha desarrollado mayor sensibilidad frente a los sentimientos de aquellas personas a las que trata de manera agresiva, aunque esto ya no suceda con tanta frecuencia. Le aconsejé que tratara regularmente su útero con reiki, cosa que hizo con diligencia y agrado. Habrá esperar algún tiempo para comprobar si cesan las modificaciones musculares y todo vuelve a la normalidad, porque en el momento de elaborar este informe aún no ha concluido el tratamiento.

Tercer caso: una paciente con problemas sexuales
Se le administró la esencia "solución de la problemática sexual". El día siguiente a la toma se le produjo una hinchazón en los labios genitales, acompañada de picores, que duró aproximadamente una semana. Durante la segunda noche soñó con cuatro hombres que, evidentemente, habían tenido influencia en el desarrollo de su sexualidad. La paciente fue capaz de aceptar los hechos de un modo positivo. Ahora mismo, por supuesto, está inmersa en una psicoterapia.

Cuarto caso: un joven minusválido físico
Recibió la esencia reiki "conexión con la tierra". Tres semanas después de iniciar la terapia, su madre informa de que actualmente es capaz de resistir un periodo de tiempo doble realizando sus ejercicios de gimnasia terapéutica. Probablemente continuará progresando.

Al cabo de algunas semanas, el paciente acudió a mi consulta con objeto de suprimir las molestias que le ocasionaban las cicatrices. Previamente, yo había constatado que el contacto físico le causaba un intenso temor, pero esta vez se hallaba tranquilo y relajado, de forma que pude tocarlo sin problemas.

Quinto caso: una mujer joven aquejada de fuertes palpitaciones cardiacas, alcoholismo ligero y estados depresivos que le provocan reacciones de angustia
La paciente recibió la esencia reiki "serenidad". Una semana después de iniciado el tratamiento, informa de que sus palpitaciones han disminuido. Ha tomado conciencia de su problemática relación con sus padres. Ha comenzado a afrontar el

problema con un mayor distanciamiento emocional, con más sosiego.

Ingiere mucho menos alcohol. La paciente es objeto actualmente de una terapia energética y en el pasado acudió durante bastante tiempo a sesiones de terapia grupal.

Sexto caso: una paciente desorientada y confusa, cuya situación vital atravesaba grandes cambios

Se le administró la esencia reiki "luz y claridad". Pasada una semana, durante la siguiente sesión terapéutica, me informa de que se le han aclarado muchos asuntos referentes a su situación. Parece haber descubierto la orientación que seguirá su futuro desarrollo y se siente más capaz de tomar decisiones. Observo que en el transcurso de nuestras conversaciones recurre con frecuencia al término "claridad".

Séptimo caso: un paciente que tiene problemas con sus hijos

No puede darles el suficiente afecto, no soporta que tengan carencias. Se le administró la esencia reiki "curación del chakra cardiaco". La decodermografía muestra bloqueos en las derivaciones 2, 4, 5 (fuertemente hiperenergetizada a causa de un resfriado agudo) y 7, un bloqueo parcial en la derivación 6 con señales de cicatrices (pueden ser físicas o bien psíquicas, en el corazón). Tras la toma se disolvieron los bloqueos –según la decodermografía– registrados en la derivación 2 y, parcialmente, los registrados en las derivaciones 4, 6 y 7. Al sintonizarme con la paciente, intuí que habría que tratar el chakra del corazón para normalizar a la vez el chakra nº 2, parcialmente obstruido, que regula ciertos aspectos de la capacidad de relación. La decodermografía confirma mi intuición.

Pasadas tres semanas desde el inicio de la terapia, la hija de la paciente enfermó de sarampión. Parece haber ocurrido algo decisivo. Ella misma contrajo varios días más tarde una infección

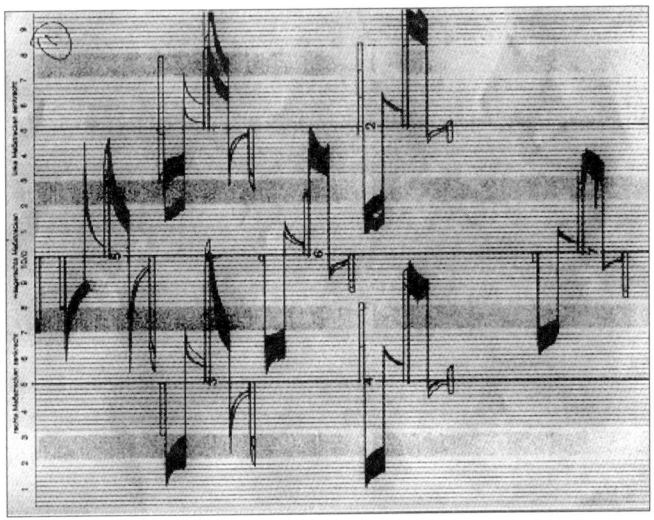
Impresión de la decodermografía correspondiente al caso séptimo

acompañada de fiebre, lo cual no le había sucedido desde hacía mucho tiempo. La infección le produjo tos, inflamaciones de los ganglios linfáticos en la región de las ingles y fuertes dolores de muelas de origen energético, esto es, sin causa física. Es notable que, ahora, cuando acude junto con la hija a mi consulta, ésta la abraza durante todo el tiempo y no parece molesta. Esto no habría sido posible antes del tratamiento. Además, ha comenzado a hablar de un modo más suave, toda su persona me parece ahora menos rígida. También en este caso hay que esperar resultados, porque aún no ha concluido el proceso curativo.

Octavo caso: una mujer con permanentes e intensas tensiones musculares

Las tensiones han provocado ya modificaciones de su estructura esquelética, lo cual le produce intensos dolores. En el ámbito psíquico, parece que la paciente experimenta ciertas dificultades de relación. Es muy receptiva a los problemas de otras personas, pero le resulta difícil hablar de su propia problemática.

APÉNDICE 2

Se le administró la esencia "curación del segundo chakra". La decodermografía inicial (derivaciones rojas y verdes), tras la estimulación, registra una fuerte regulación de la derivación 6 (chakra cardiaco), una caída energética en la nº 2 (segundo chakra. Tras la estimulación aparecen señales de cicatrización que pueden ser de origen físico o psíquico). Se registra igualmente una caída energética en la nº 7, tanto tras la estimulación como después de la toma (habrá que esperar para conocer la reacción definitiva). La medición realizada inmediatamente después de la toma muestra, mediante un ascenso de la derivación 2 (segundo chakra), que la energía se ha regulado, así como una caída en las derivaciones 4 (plexo solar) y 6 (chakra cardiaco). Creo que esto tiene su origen en el hecho de que la paciente se ha identificado excesivamente con los sufrimientos de otras personas, distanciándose de sí misma. Durante la sesión siguiente –una semana más tarde– la paciente se refirió efectivamente a la citada problemática. Dijo que ya podía distinguir, que ya era capaz de sentir simplemente compasión en lugar de asumir y

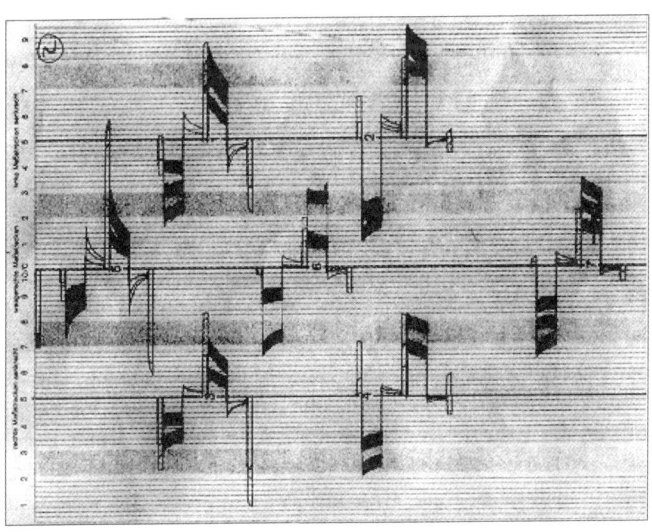

Impresión de la decodermografía correspondiente al octavo caso

padecer los problemas de los demás. Se sentía más capaz de expresar sus propias necesidades e intereses, lo cual se refleja en el ascenso de la derivación 1 (quinto chakra). La paciente afirmó que gracias a la esencia, se sentía muy a gusto. Sus intensas tensiones musculares remitieron considerablemente y volvió a ser capaz de ejecutar determinados movimientos que hasta ese momento le resultaban imposibles.

Noveno caso: una paciente aquejada de fortísimos dolores menstruales

La paciente tiene problemas a la hora de captar y establecer los límites que la separan de otras personas, lo cual le impide aprovechar constructivamente su energía. El dibujo decodermográfico registra un bloqueo en la derivación 2 (segundo chakra). No tomo en consideración los valores hiperenergetizados registrados en las derivaciones 1, 3 y 5, porque la paciente sufría un intenso resfriado. Se le administró la esencia "curación del segundo chakra". La medición llevada a cabo inmediatamente

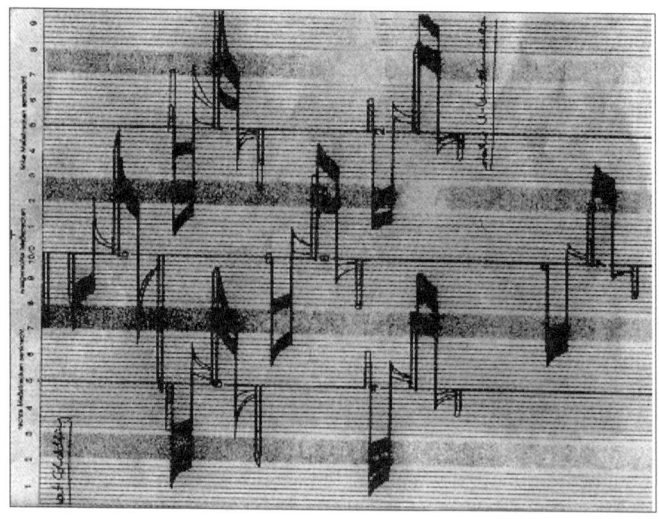

Impresión de la decodermografía correspondiente al noveno caso

después muestra que se está abriendo el bloqueo de la derivación 2 y que la energía se acumula en las derivaciones 1, 3 y 4 (plexo solar). Cuatro semanas después de iniciado el tratamiento, al comentar los resultados, la paciente me informa de que está empezando a poner límites, especialmente a su madre cuando invade su terreno. Se siente más capaz de exteriorizar su energía (aumento energético en la derivación 4) y más dispuesta a defender sus derechos y a llamar a las cosas por su nombre (aumento energético en la derivación 1). Se muestra más receptiva ante mis consejos de que medite acerca de los nexos causales de sus molestias y su comprensión es más profunda (aumento energético en la derivación 3). Comprende que todo esto es una oportunidad de aprender y que los límites que ha de establecer no van contra nada ni contra nadie, sino a favor de ella misma.

Décimo caso: un paciente con problemas de relación con su pareja

Se trata de alguien que se retira y se cierra cuando tiene que discutir cuestiones personales con su pareja. Confeccioné dos decodermografías, la primera antes de la ingestión de la esencia y la segunda, meses después. El primer gráfico indica un claro descenso energético en las derivaciones 2, 4, 6 y 7. La derivación 3 (sexto chakra) registra un bloqueo causado por su falta de comprensión a la hora de reconocer su cuota de responsabilidad en el problema. La segunda medición, realizada dos meses más tarde, refleja evidentes cambios energéticos. La energía ha aumentado en todas las derivaciones que hasta entonces reflejaban valores débiles, y el bloqueo de la derivación 3 se ha disuelto. El paciente entiende mucho mejor cuál es su cuota de responsabilidad en el asunto y ha desarrollado mayor sensibilidad en lo tocante a su pareja. Habrá que continuar observando las derivaciones 2 y 3 y su correspondiente temática psíquica, puesto que sería deseable que mejoraran aún más.

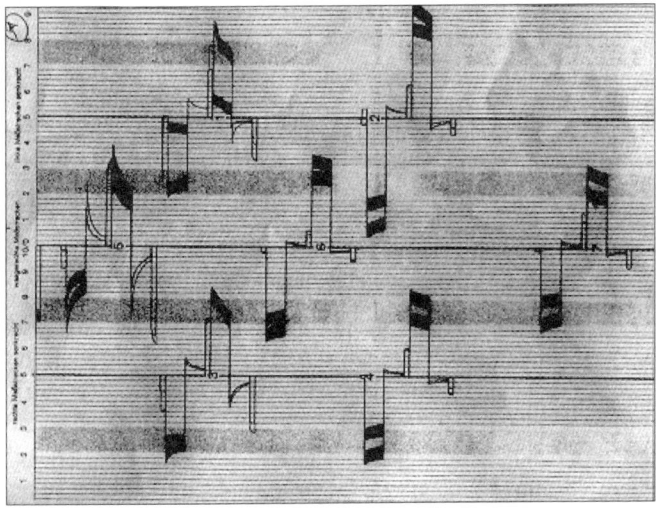

Decodermografía A, caso décimo

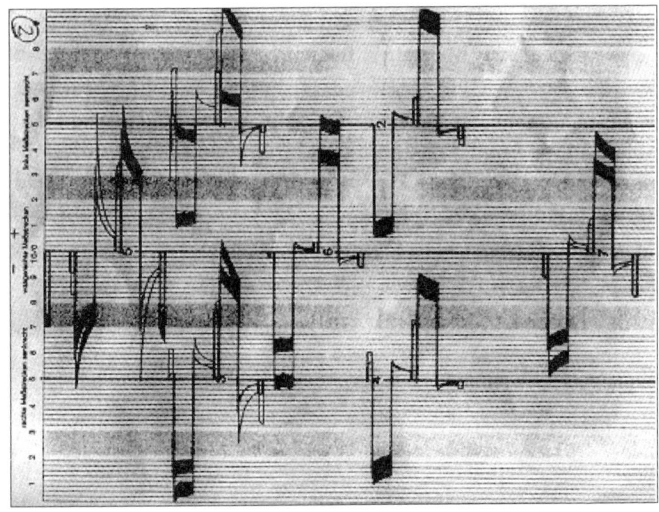

Decodermografía B, caso décimo

APÉNDICE 2

Undécimo caso: saneamiento de una amalgama

La paciente recibió la esencia reiki "desintoxicación". La medición inicial muestra un descenso energético en las derivaciones 4, 6 y 7. Corresponden a los puntos corporales donde se sitúan los órganos encargados de la eliminación de residuos. Tras la toma se acrecentó el nivel energético en las derivaciones 4 y 6. El debilitamiento registrado en la derivación 7 se debe probablemente a la reciente ovulación de la paciente. Las derivaciones hiperenergetizadas (1, 3 y 5) son un reflejo de la sinusitis que padecía, un proceso infeccioso crónico que hasta ese momento permanecía larvado.

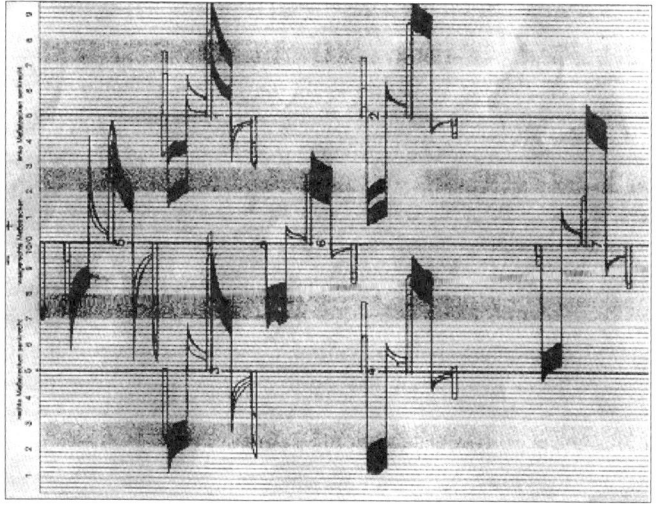

Decodermografía correspondiente al undécimo caso

Reiki del Arco Iris

Observaciones generales deducidas de mis experiencias prácticas con las esencias reiki

Las esencias reiki parecen actuar en unos niveles muy profundos. Los hechos permiten suponer que son capaces de resolver problemas kármicos. El cambio suele producirse en un tiempo récord. Los progresos son tan rápidos que recuerdan a una película acelerada. Por ello, creo que es necesario aplicar las esencias reiki siendo conscientes de la gran responsabilidad que asumimos frente a las personas que las ingieren. El proceso curativo debería ser vigilado por un médico naturópata experto siempre que se trate de una enfermedad física y/o psíquico-mental grave o de una desarmonía de gran calibre. Doy por supuesto que cualquiera que pretenda emplear las esencias reiki ha de realizar previamente cursos impartidos por personas cualificadas. Es imprescindible comprender a fondo los procesos de sanación y crecimiento provocados por las esencias, así como sus causas, para que todo tenga un "final feliz". En caso contrario, si solo se posee un conocimiento superficial de los procesos curativos integrales, se corre el riesgo de malinterpretar los síntomas provocados por el tratamiento de las desarmonías graves.

Apéndice 3

EL REIKI, EL CHAMANISMO Y LA COOPERACIÓN CON LAS FUERZAS CURATIVAS DE LA NATURALEZA

POR GRETA-BAHYA HESSEL-LÜBECK, MAESTRA REIKI Y CHAMÁN

El trabajo con las fuerzas de la naturaleza, con el reiki y con los tradicionales métodos chamánicos, forma parte de mi vida diaria. Formo a personas que desean aprender los procedimientos chamánicos de sanación, y ello me ha permitido acumular múltiples experiencias relativas a la combinación de varios sistemas de trabajo energético.

¿QUÉ ES EL CHAMANISMO?

El chamanismo es uno de los sistemas de sanación más originales y antiguos. Antes de que existieran los médicos, los/as chamanes eran los encargados de sanar a la gente de su comunidad. Para un chamán, todo posee alma. En virtud de su respeto y de su amor por todo aquello que compone el mundo, están en condiciones de sanar las relaciones y disolver las separaciones.

El chamanismo, originario de la India, se expandió por todo el mundo a través de Siberia. Más tarde, las religiones institucionalizadas desarrolladas por las altas civilizaciones consiguieron robarle el protagonismo.

Desafortunadamente, los hombres actuales han perdido en gran parte el acceso a estas fuerzas arcaicas. Nuestra alma sufre cada día más a causa del estrés y la distancia que nos separa de nosotros mismos y de la naturaleza, y ello se debe a las exigencias de nuestra sociedad tecnológica, completamente orientada hacia el rendimiento. La humanidad se enfrenta a la amenaza de las alergias, el cáncer, el sida y las catástrofes ambientales provocadas por ella misma. Las personas, asustadas y presas del pánico, buscan vías para ponerle fin a su sufrimiento. El chamanismo, que ha recuperado actualidad, les ofrece diversos caminos. La gente resucita los antiguos rituales porque los necesita y los echa de menos.

¿QUÉ NO ES EL CHAMANISMO?

Por desgracia, es mucha la confusión que existe en torno al chamanismo. Algunos lo consideran como una forma de renuncia, de abandono de la sociedad, porque no son capaces de adaptarse a ella o porque se han obcecado con la idea de que el mundo, en caso de que continuemos así, se destruirá pronto. Otros piensan que el ser chamán confiere una especie de permiso oficial para consumir drogas. Hay muchas personas que simplemente utilizan lo que ellos llaman "chamanismo" para satisfacer sus ansias de poder. Los hay también que se mueven en un mundo completamente irreal, que se hallan en un estado de delirio continuo y que piensan que el chamanismo es sinónimo de "estar colocado". El chamanismo, sin embargo, no es un "trip" para el ego, sino que busca la convivencia constructiva de todos los seres del mundo. La expresión de las particularidades individuales es tolerada y deseada, porque resulta imprescindible para la felicidad de cada persona y al mismo tiempo enriquece a la comunidad, ofreciéndole múltiples talentos únicos y diferentes.

Mi camino con las fuerzas

Tras largos años de investigaciones y comprobaciones, he llegado a desarrollar mi propio camino espiritual. Mientras estudiaba filosofía en la universidad, me di cuenta de que la cognición no aporta nada cuando falta la experiencia, y viceversa. Así que uní la cognición (filosofía) con la experiencia (chamanismo).

Ocurre algo similar con el dualismo del pensamiento masculino y femenino: razón-intuición. Desde hace dos mil años reina el patriarcado, que determina la estructura social. El resultado es que estamos destruyéndonos tanto a nosotros mismos como a la naturaleza que nos rodea. Ahora estamos aproximándonos a una nueva época, a una era que tendrá una orientación andrógina y que permitirá que integremos constructivamente nuestras partes masculina y femenina, en los planos personal y social. El chamán que albergamos en nuestro interior es el punto de unión entre la razón masculina y la intuición femenina, nuestra reunión con la naturaleza o una nueva forma de acercarnos a ella.

En nuestra sociedad actual se expresa y se vive principalmente la parte masculina de las personas. Algunos valores masculinos son: avidez de éxito y posesiones, deseo de avanzar por el camino del progreso artificial sin tener en cuenta las consecuencias que esto tiene para la vida en su conjunto, mentalidad analítica, afán de dominio y poder. Los valores femeninos, por el contrario, incluyen lo siguiente: intuición, creatividad, belleza, relaciones, alegría, emotividad, desapego, sentir, percibir, suavidad, estar en la corriente de la vida y fluir con ella. Mi tarea consiste en acercar a las personas a su vertiente femenina, mediante la experiencia y la cognición, para que estén llenas de vitalidad y sean felices dentro de su propia piel, consigo mismas, con los demás y con el mundo que las rodea.

Cuando conocí a mi marido, Walter, me hallaba en el camino de la iniciación chamánica. Había pasado por unos procesos iniciáticos muy duros, liberándome de una pauta autoimpuesta de aislamiento*. Entré en contacto con el reiki a través de Walter y comprendí que tanto él como yo habíamos escogido caminos similares, aunque utilizáramos técnicas distintas. Aprendí a emplear la energía reiki en mis actividades chamánicas. Gracias al reiki, logro que muchas más personas accedan a la vía chamánica y se relacionen con las fuerzas curativas de la naturaleza, sin tener que pasar previa e invariablemente por largos procesos purificadores llenos de sufrimiento. El reiki posee la ventaja de que su energía apolar y amorosa está a disposición de cualquiera que se decida por ella, a través de las iniciaciones, además de ofrecer técnicas sencillas de comunicación etérica.

Cada vez acudían a mis seminarios mayor número de personas que se habían iniciado con Walter en los diversos grados reiki, personas que deseaban seguir trabajando con su personalidad, conocerse mejor a sí mismas y continuar profundizando en la aplicación combinada de la fuerza vital universal y las fuerzas curativas naturales. Los chamanes les ofrecen tabaco y mantras a los espíritus, como pago por su cooperación, los "reikianos", por su parte, les dan la energía vital. Muy pronto reinaba en mis grupos una atmósfera familiar y afectuosa, donde todos y cada uno podían abrirse a los demás, en la seguridad de que los aceptarían y los comprenderían. Gracias a estas condiciones, pude poner en marcha profundos procesos de crecimiento que, además de fortalecer el cuerpo y el alma de los individuos, les ayudaban a superar sus crisis vitales y a eliminar sus desarmonías. Frecuentemente, la transformación de los asistentes se

---

* Para mayor información lee mi libro *BAHYA - Der Einweihungsweg eine Schamanin* (BAHYA. La vía iniciática de una chamán).

producía con tanta rapidez que ni yo misma podía creerlo. En una gran parte de ellos se operó un cambio evidente, al cabo de solo uno o dos seminarios se hallaban más serenos. Todos tuvieron experiencias místicas. Todos se acostumbraron a entrar en contacto con las fuerzas naturales, que los hacían partícipes de un conocimiento que de otra manera nunca habrían obtenido. Tuvimos bastantes experiencias muy alejadas de lo cotidiano, trabajando por ejemplo con nuestra rueda medicinal, y cuando uno de nosotros acudió a la piedra del pájaro del trueno a solicitar su ayuda, el cielo le mandó un trueno en ese preciso instante.

LAS CARTAS DE PODER. CÓMO EMPLEARLAS EN LA RESOLUCIÓN DE LOS PROBLEMAS VITALES Y EN EL TRABAJO CHAMÁNICO

La combinación concreta del reiki con el trabajo chamánico se hacía a través de las "cartas de poder". Durante algún tiempo, yo había aprovechado las pausas en los cursos de iniciación de primer grado para celebrar consultas acerca de los problemas vitales de los asistentes. Disponía, por lo general, de muy poco tiempo, y los problemas de la gente eran amplios y complejos. Así que busqué un método que les permitiera trabajar con los animales de poder sin que fuera necesario adquirir previamente un profundo conocimiento chamánico. Tomé, para ello, la baraja oracular "Die Karten der Kraft" (Las cartas de poder) de la Windpferd Verlag. Las usaba en la consulta del modo siguiente: en primer lugar le preguntaba a la persona cuál era su problema actual. Lo comentábamos un rato y elaborábamos una pregunta adecuada que arrojase luz sobre los factores involucrados. A continuación, le decía al paciente que eligiera una carta del mazo, puesto boca abajo. El animal de poder representado en la carta obtenida nos indicaba, por medio del texto correspondiente del manual, el camino a seguir para resolver el problema.

Gracias a mis facultades chamánicas, yo obtenía mayores informaciones acerca del problema y de sus nexos causales, y se las explicaba a mi interlocutor. Más tarde planteábamos la pregunta: "¿Qué animal de poder hay que invocar para superar esta dificultad?". Escogíamos otra carta y el nuevo animal era el encargado de colaborar directamente en la resolución del problema. Volvíamos a leer juntos el texto correspondiente y yo le aclaraba el contenido.

A partir de ese punto comenzaba el trabajo práctico. La persona debía procurarse una imagen o una figura del animal de poder y administrarle reiki a diario, durante diez minutos, al tiempo que le pedía su ayuda. De esta manera establecía una relación transpersonal con él. Recibir la fuerza vital universal es algo que satisface a todos los seres sutiles de la naturaleza*. Los resultados alcanzados por los participantes con el método fueron sorprendentes. Si no me crees, compruébalo tú mismo. Te deseo mucho éxito y que pases buenos momentos empleando esta técnica.

---

* No hay que confundir esta técnica con el tratamiento a distancia del segundo grado. El citado tratamiento permite establecer un contacto seguro y en cualquier momento con todo lo que existe. El procedimiento que yo he descrito solo sirve para comunicarse con un ser sutil si este ya ha sido informado previamente, si tiene experiencia en el trato con los seres humanos y si está dispuesto a cooperar. Además, para establecer el contacto hay que disponer de una imagen material, aunque sea solamente simbólica, del ser en cuestión.

Apéndice 4

TABLAS PENDULARES

Las tablas pendulares están concebidas para ayudarte a trabajar de un modo estructurado con los métodos del Reiki del Arco Iris. Encontrarás en ellas consejos generales para resolver problemas personales (tabla nº 14), ideas referentes a la elaboración de las esencias reiki, y mucho más. Si aún careces de experiencia con el péndulo, te recomiendo que leas mi *Manual del péndulo* (véase la bibliografía comentada), que contiene explicaciones precisas acerca de su manejo, programas de ejercicios para principiantes y avanzados, infinidad de aplicaciones concretas y numerosas tablas.

No olvides que siempre podemos equivocarnos. La utilización del péndulo es algo muy útil, pero no caigas en el error de confiar ciegamente en sus informaciones. Como en cualquier otro método espiritual, la clave radica en asumir la responsabilidad de los propios actos.

En cada tabla hallarás el apartado "error". Si tu péndulo se inclina hacia él, consulta la tabla n° 2, "corrección de errores", para determinar cuál ha sido el fallo.

La tabla n° 1 debe ayudarte a determinar el camino que te hará avanzar, en principio, hacia la solución de cualquier dificultad. Estudia el capítulo adecuado de este libro para obtener mayor información y consulta las restantes tablas.

En la bibliografía comentada hallarás trabajos que completarán tu saber sobre una planta, un animal de poder o un metal.

Y ahora, ¡que disfrutes trabajando eficazmente con el péndulo!

APÉNDICE 4

Tabla pendular n.º 1

Métodos de trabajo básicos del Reiki del Arco Iris

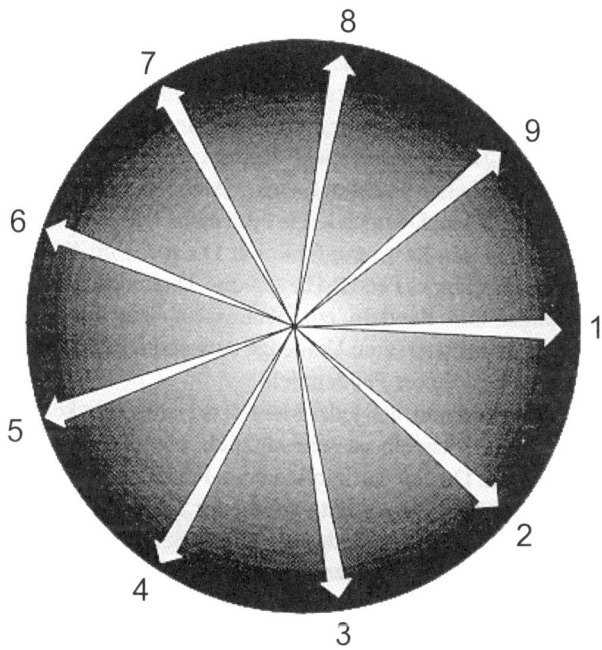

1. Tabla de corrección de errores
2. Esencias reiki
3. Mandalas vegetales Reiki del Arco Iris
4. Mandalas de piedras curativas Reiki del Arco Iris
5. Trabajo con los lugares de poder
6. Trabajo con el Yo superior
7. Trabajo con el Niño interior
8. Trabajo con los animales de poder
9. Trabajo con otros ayudantes etéreos

Tabla Pendular Nº 2

Corrección de errores

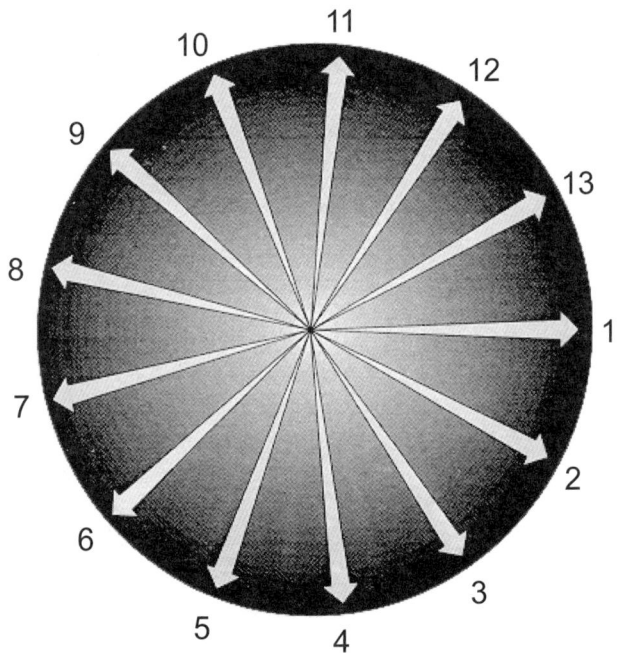

1. Influencias perturbadoras externas
2. Falta de confianza
3. Prejuicios
4. Carencia de auténtico interés
5. La respuesta no se halla en esta tabla
6. Vanidad
7. Incompetencia
8. Desconcentración
9. Excesivo cansancio
10. Influencias mágicas perturbadoras
11. Respetar la intimidad del otro
12. La pregunta no debe ser contestada en este momento
13. Error

Tabla pendular nº 3

Esencias reiki

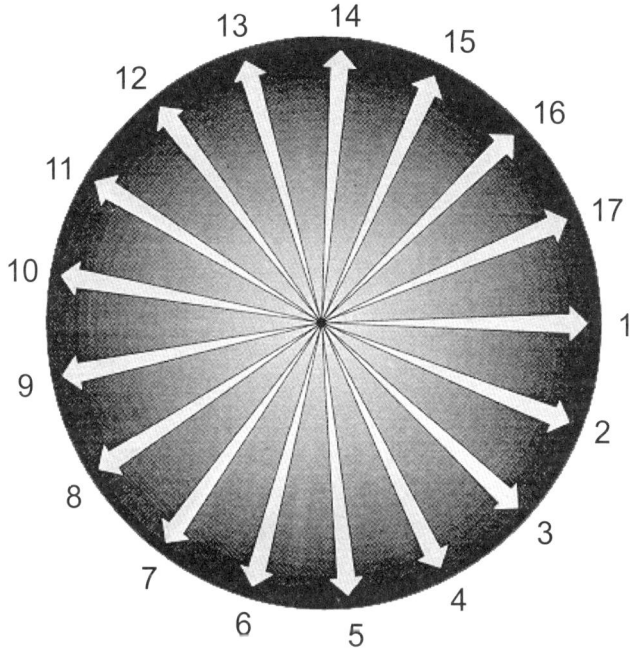

1. Esencia de transformación
2. Esencia estelar
3. Esencia de animales de poder
4. Esencia de piedras curativas
5. Esencia de órganos
6. Esencia vegetal
7. Esencia metálica
8. Esencia de ángeles
9. Esencia de cartas para la energía de los chakras
10. Esencia de chakra
11. Esencia planetaria
12. Error
13. Esencia de elemento
14. Esencia de meridiano
15. Esencia de I-Ching
16. Esencia de Runas
17. Esencia de Dios (por ejemplo Krishna o Tara)

Tabla Pendular N° 4

Gemas curativas

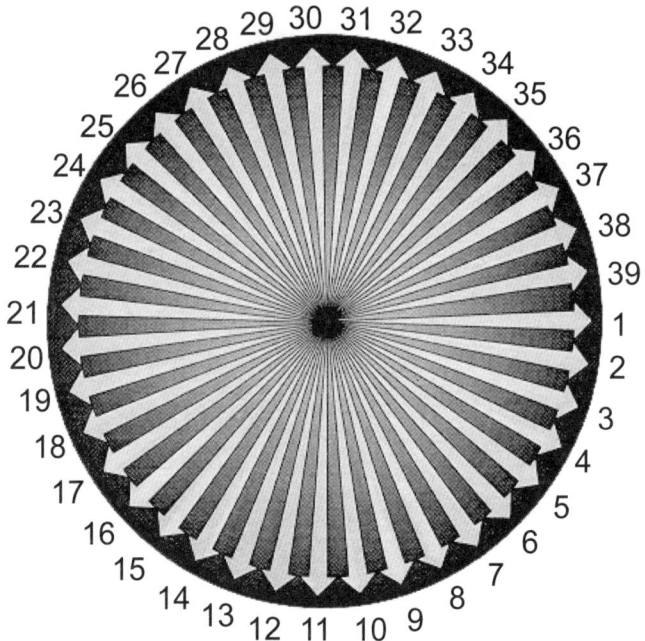

1. Ágata
2. Amatista
3. Aguamarina
4. Crisólito
5. Azurita
6. Cristal de roca
7. Ámbar
8. Calcedonia
9. Crisocola
10. Diamante
11. Hematita
12. Jade
13. Jaspe
14. Cornalina
15. Coral
16. Kunzita (piroxena)
17. Lapislázuli
18. Malaquita
19. Piedra de luna
20. Ágata de musgo
21. Obsidiana
22. Ópalo
23. Peridoto
24. Perla
25. Cuarzo ahumado
26. Cuarzo rosa
27. Rodocrosita (espato de manganeso)
28. Rubí
29. Zafiro
30. Selenita/espejuelo
31. Esmeralda
32. Sodalita
33. Sugilita
34. Ojo de tigre
35. Topacio
36. Turquesa
37. Cuarzo amarillo
38. Meteorito verde
39. Error

APÉNDICE 4

Tabla pendular nº 5a

Animales de poder

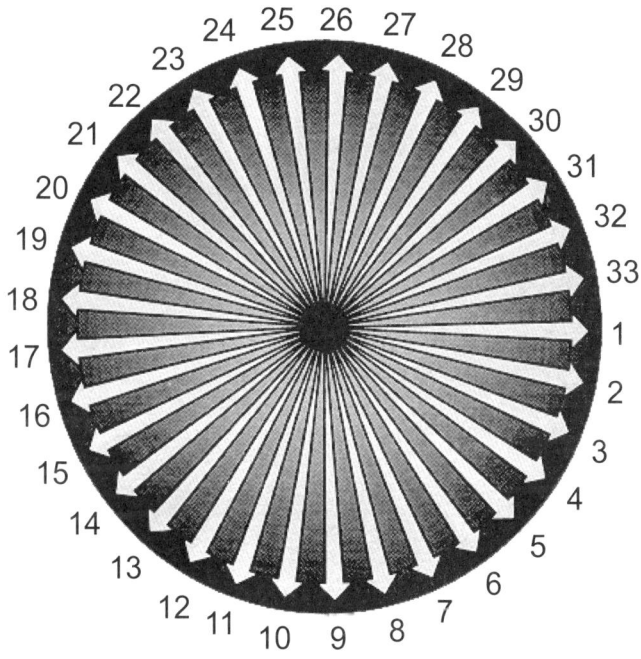

1. Águila
2. Mono
3. Hormiga
4. Antílope
5. Oso
6. Cabra montés
7. Castor
8. Búfalo
9. Tejón
10. Delfín
11. Dragón
12. Ardilla
13. Lagartija
14. Unicornio
15. Alce
16. Elefante
17. Lechuza
18. Halcón
19. Murciélago
20. Rana
21. Zorro
22. Ganso
23. Grifo
24. Armadillo
25. Liebre
26. Ciervo
27. Perro
28. Conejo
29. Colibrí
30. Tabla pendular nº 5b
31. Error
32. Coyote
33. Corneja

REIKI DEL ARCO IRIS

TABLA PENDULAR Nº 5B

ANIMALES DE PODER

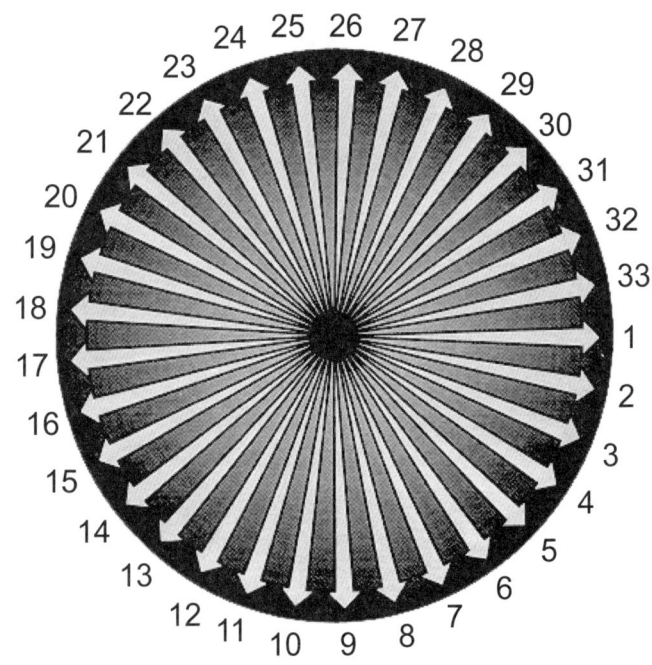

1. Grulla
2. Vaca
3. Salmón
4. Libélula
5. León
6. Lince
7. Ratón
8. Gaviota
9. Opósum
10. Nutria
11. Pegaso
12. Caballo
13. Cynomys
14. Cuervo
15. Rata
16. Reno
17. Tortuga
18. Serpiente
19. Mariposa
20. Cisne
21. Cerdo
22. Pájaro carpintero
23. Araña
24. Jabalí
25. Mofeta
26. Pavo
27. Ballena
28. Wapiti
29. Comadreja
30. Lobo
31. Cabra
32. Error
33. Tabla pendular nº 5b

Tabla pendular Nº 6

Ángeles

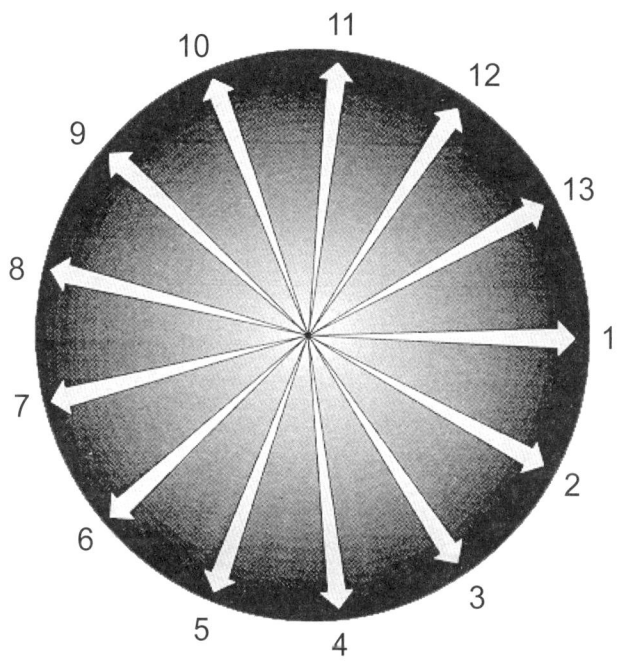

1. Otro ángel
2. Error
3. Gabriel
4. Haniel
5. Camael
6. Metatron
7. Miguel
8. Rafael
9. Ratziel
10. Sandalphon
11. Uriel
12. Tzadkiel
13. Tzaphikiel

Reiki del Arco Iris

Tabla pendular nº 7a

Plantas

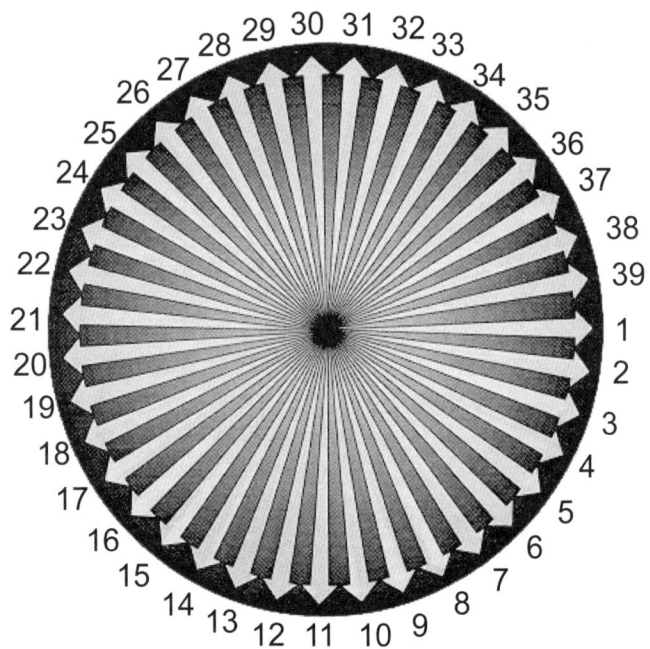

1. Arce
2. Piña
3. Tabla nº 7c
4. Anís
5. Manzano
6. Naranjo
7. Árnica
8. Árnica (sic)
9. Eufrasia
10. Aguacate
11. Consuelda
12. Abedul
13. Peral
14. Zarzamora
15. Rompepiedras
16. Haya
17. Boj
18. Eneldo
19. Roble
20. Angélica
21. Genciana
22. Fresa
23. Fumaria
24. Fresno
25. Eucalipto
26. Frángula
27. Error
28. Higuera
29. Hinojo
30. Margarita
31. Cebada
32. Gingko Biloba
33. Ginseng
34. Vaso de oro
35. Avena
36. Rosal silvestre
37. Avellano
38. Arándano
39. Tabla pendular nº 7b

APÉNDICE 4

Tabla pendular n° 7b

Plantas

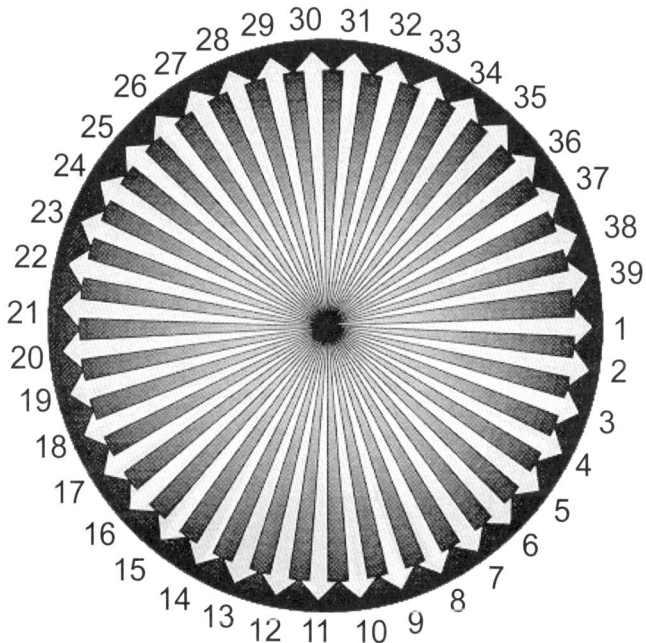

1. Alfalfa
2. Hibisco
3. Frambuesa
4. Saúco
5. Saúco (sic)
6. Lúpulo
7. Jengibre
8. Pino
9. Cerezo
10. Trébol
11. Ajo
12. Cilantro
13. Rubia
14. Comino
15. Alerce
16. Tuya
17. Lino
18. Tilo
19. Diente de león
20. Mejorana
21. Malva
22. Mango
23. Cardo/mariano
24. Melisa
25. Muérdago
26. Olivo
27. Hojas de ortosifón
28. Papaya
29. Pasionaria
30. Menta
31. Arándano rojo
32. Grama
33. Caléndula
34. Centeno
35. Rosa
36. Error
37. Membrillo
38. Tabla pendular n° 7a
39. Tabla pendular n° 7c

Tabla pendular n° 7c

Plantas

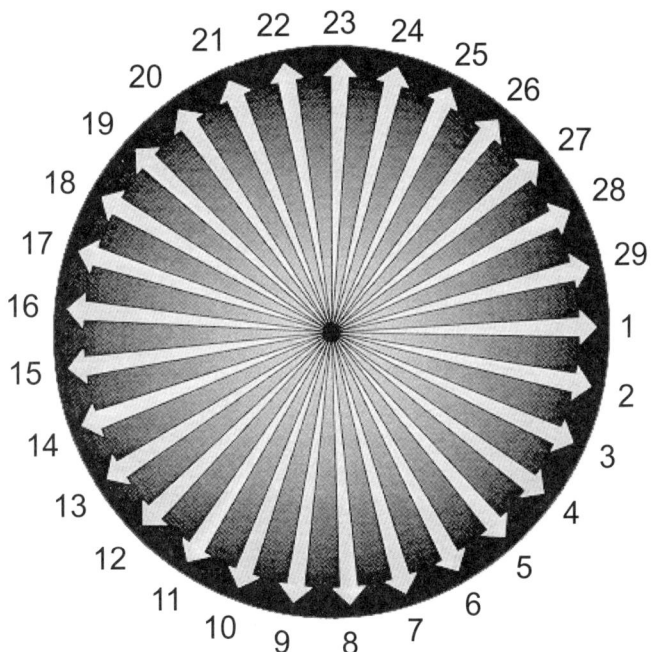

1. Romero
2. Castaño de Indias
3. Salvia
4. Milenrama
5. Endrina
6. Celidonia mayor
7. Grosella negra
8. Mostaza
9. Llantén
10. Pensamiento
11. Regaliz
12. Centaura menor
13. Arbusto del té
14. Ruiponce
15. Tomillo
16. Olmo
17. Enebro
18. Sauce
19. Espino albo
20. Col blanca
21. Trigo
22. Ajenjo
23. Cedro
24. Cola de caballo
25. Ciprés
26. Planta no mencionada en estas tablas
27. Error
28. Tabla pendular n° 7a
29. Tabla pendular n° 7b

APÉNDICE 4

Tabla pendular nº 8

Metales

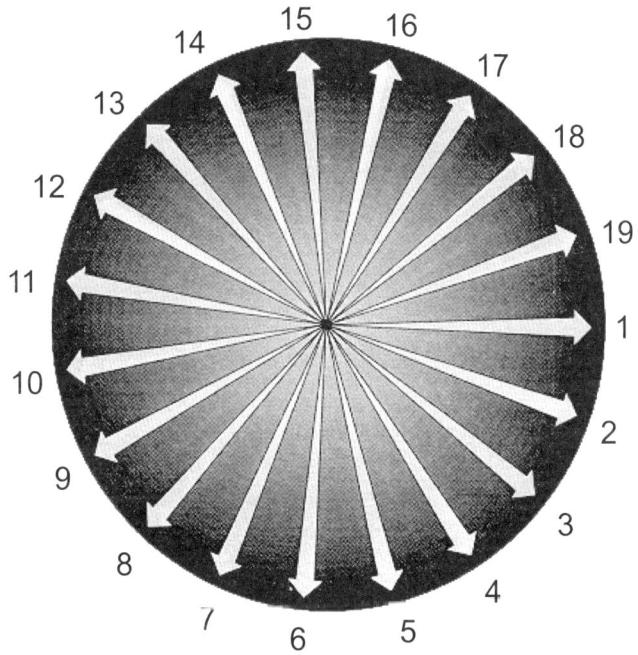

1. Aluminio
2. Antimonio
3. Plomo
4. Hierro
5. Oro
6. Cobre
7. Magnesio
8. Níquel
9. Paladio
10. Platino
11. Mercurio
12. Plata
13. Titanio
14. Bismuto
15. Volframio
16. Zinc
17. Estaño
18. Error
19. Otro metal

Tabla pendular n.º 9

Planetas y otros cuerpos celestes importantes para la astrología

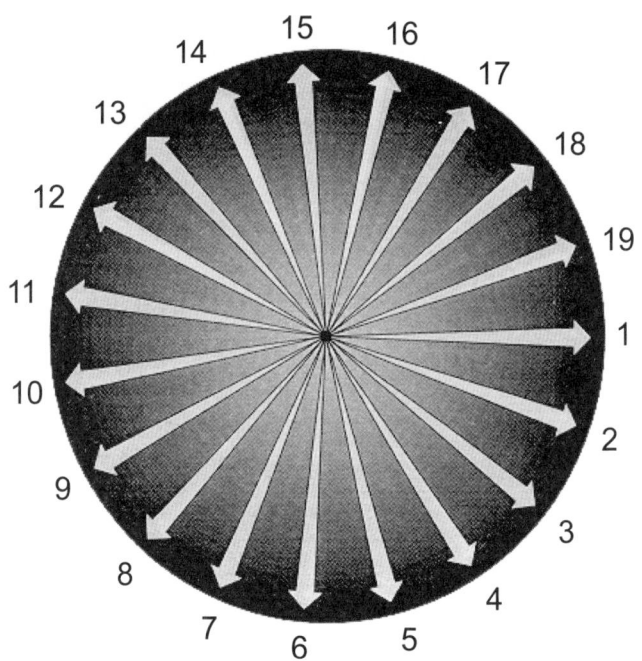

1. Otro cuerpo celeste
2. Ceres
3. Quirón
4. Tierra
5. Error
6. Juno
7. Júpiter
8. Marte
9. Mercurio
10. Luna
11. Neptuno
12. Palas
13. Plutón
14. Saturno
15. Urano
16. Venus
17. Vesta
18. Sol
19. Transplutoniano

APÉNDICE 4

Tabla pendular Nº 10

Constelaciones y signos

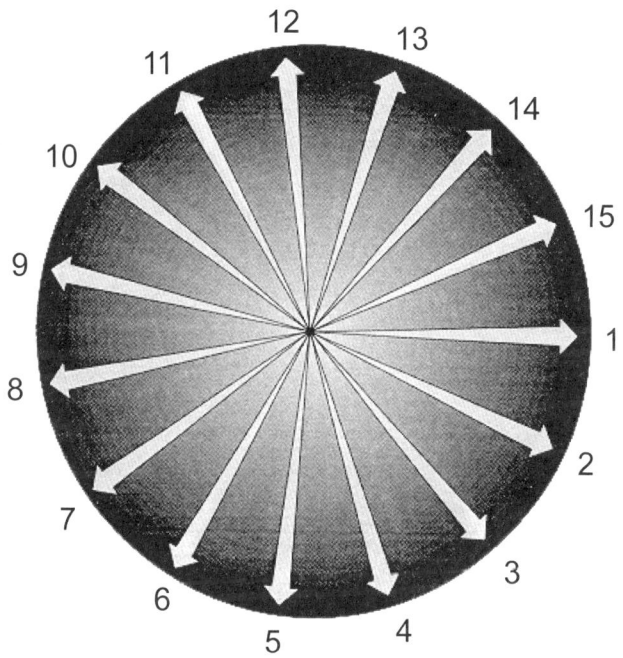

1. Otra constelación
2. Error
3. Piscis
4. Virgo
5. Cáncer
6. Leo
7. Pléyades
8. Sagitario
9. Escorpio
10. Capricornio
11. Tauro
12. Libra
13. Acuario
14. Aries
15. Géminis

Tabla pendular Nº 11

Órganos

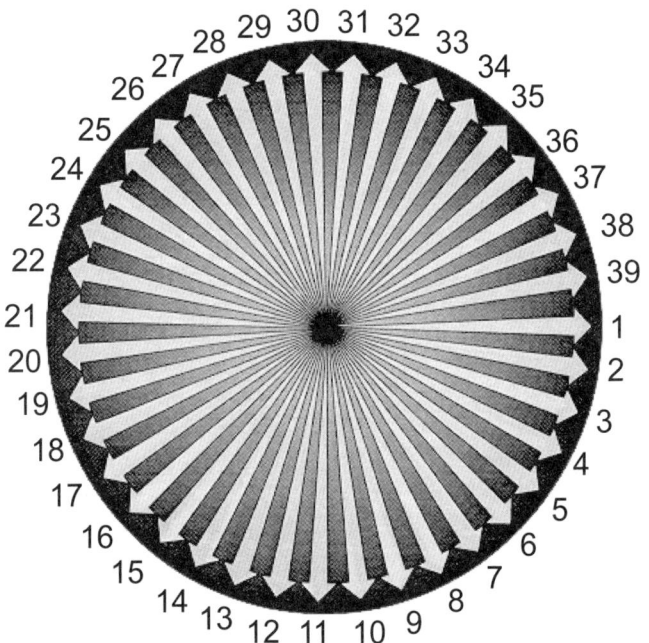

1. Arterias
2. Ojos
3. Páncreas
4. Tejido conjuntivo
5. Sangre
6. Intestino grueso
7. Intestino delgado
8. Epífisis
9. Vesícula biliar
10. Cerebro
11. Piel
12. Corazón
13. Glándula pituitaria
14. Hipotálamo
15. Nervio ciático
16. Huesos
17. Hígado
18. Pulmones
19. Ganglios linfáticos
20. Estómago
21. Intestino recto
22. Médula oblongada
23. Bazo
24. Glándula salivar
25. Músculos
26. Cápsulas suprarrenales
27. Glándula paratiroidea
28. Nervios
29. Riñones
30. Parasimpático
31. Simpático
32. Timo
33. Nervio vago
34. Venas
35. Columna vertebral
36. Dentadura
37. Error
38. Tiroides
39. Otro órgano

Tabla pendular nº 12

Esencias de transformación

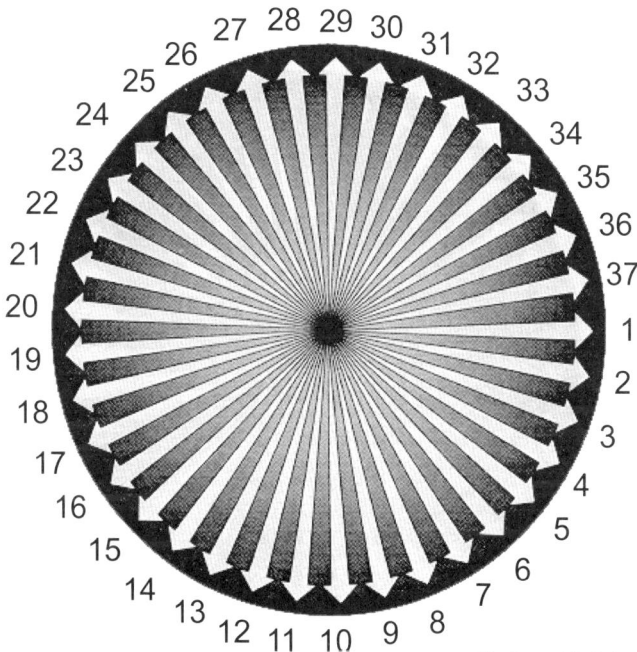

1. Receptividad
2. Despertar
3. Perseverancia
4. Capacidad de hacerse respetar
5. Armonización energética
6. Decisión
7. Relajación
8. Voluntad de evolucionar
9. Conexión con la tierra (toma de tierra)
10. Flexibilidad
11. Paz
12. Paciencia
13. Orden divino
14. Disposición hacia la acción
15. Disposición hacia la curación
16. Conexión con el cielo (toma de cielo)
17. Humor
18. Intuición
19. Capacidad de concentración
20. Creatividad
21. Alegría de vivir
22. Energía vital
23. Sentido de la vida
24. Disposición hacia el aprendizaje
25. Capacidad de amar
26. Desapego
27. Valentía
28. Franqueza
29. Capacidad de resonancia
30. Sentimiento del propio valor
31. Capacidad lúdica
32. Tolerancia
33. Confianza primordial
34. Capacidad de responsabilizarse
35. Perdón
36. Error
37. Otra esencia de transformación

TABLA PENDULAR Nº 13

LOS CHAKRAS PRINCIPALES

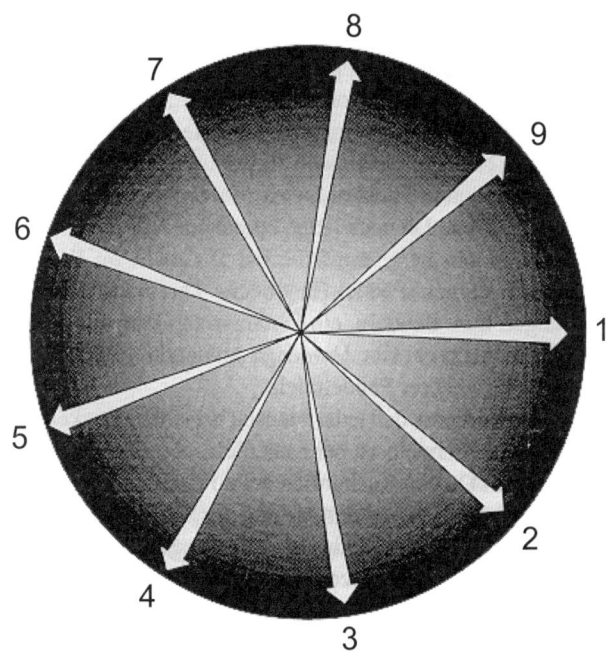

1. Chakra raíz
2. Chakra sexual
3. Chakra del plexo solar
4. Chakra del corazón
5. Chakra de la garganta
6. Chakra frontal
7. Chakra craneal
8. Chakras secundarios
9. Error

APÉNDICE 4

Tabla pendular nº 14

Consejos generales

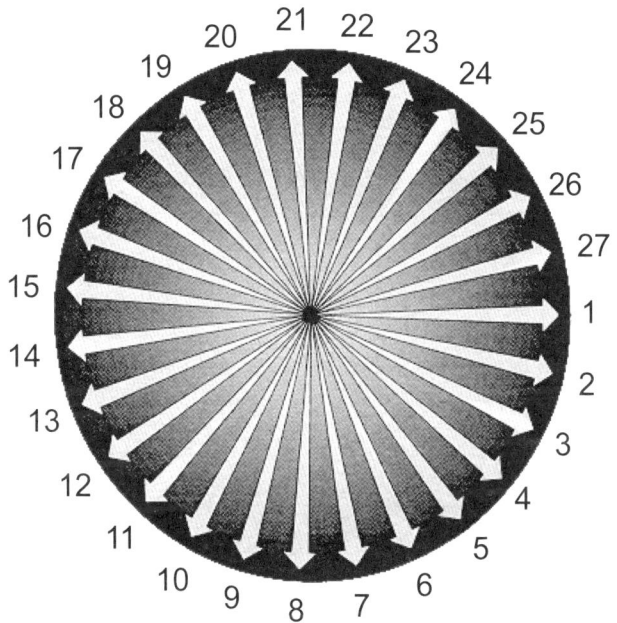

1. Más contacto con tu Yo superior
2. Más contacto con tu Niño interior
3. Emplea la técnica reiki de la curación mental
4. Ocúpate menos de los demás
5. Ocúpate más de los demás
6. Trata mejor a tu cuerpo
7. Entrena tu consciencia
8. Exterioriza más tus sentimientos
9. Más ejercicio físico
10. Aliméntate de un modo más sano
11. Juega más
12. Libérate de tus errores
13. Tu ambición de poder es un obstáculo
14. Aprende a perdonar
15. Aprende a ser más tolerante
16. Busca un maestro competente y humano
17. Te falta conocimiento
18. Te falta experiencia
19. Necesitas más amigos
20. Concéntrate en lo esencial
21. Procura que el intercambio sea más equilibrado
22. Error
23. Aquí no hallarás consejo en este momento
24. Te falta calor humano
25. Tu perfeccionismo es un obstáculo
26. Satisface tus verdaderas necesidades
27. Busca en ti, no en otros

Apéndice 5

BIBLIOGRAFÍA COMENTADA

ANATOMÍA/FISIOLOGÍA
Para conocer el funcionamiento del cuerpo consultar *Wie funktioniert das? Gesund und fit* (¿Cómo funciona esto? Estar sano y en buena forma), Karl-Heinz Ahlheim, Meyers Lexikonverlag.

ASTROLOGÍA
So heilt der Kosmos (Así cura el Cosmos), Marcia Starck, Windpferd Verlag. Contiene numerosas propiedades concretas de los principios astrológicos. Aparte de los signos y planetas, se explica el funcionamiento de los asteroides utilizados por la astrología moderna.
Astrologie, Psychologie und die vier Elemente (Astrología, psicología y los cuatro elementos), de Stephen Arroyo, Rororo Verlag. Una buena introducción a la astrología moderna.

AURA Y CHAKRAS
Innere Brücken (Puentes interiores), Fritz Frederick Smith, Transform Verlag. Libro avanzado. Contiene bastante información que no se encuentra en ningún otro libro alemán.
Das Chakra-Handbuch (Manual de los chakras), Baginsky/ Sharamon, Windpferd Verlag. La introducción clásica a la doctrina de los

chakras. Explica con detalle y de un modo fácilmente comprensible los siete chakras principales.

Das Aura-Heilbuch (Libro de la curación del aura), Walter Lübeck, Windpferd Verlag. Manual para autodidactas, destinado a desarrollar la percepción sutil. Contiene un capítulo extenso y detallado que trata de los campos del aura, los chakras principales y secundarios, los meridianos, los principales órganos energéticos y los anillos bioenergéticos de las corazas musculares. Adecuado tanto para principiantes como para avanzados.

Die Chakra-Energie-Karten (Cartas de la energía de los chakras), Walter Lübeck, Windpferd Verlag. Programa lúdico para conocer el cuerpo energético sutil del hombre, un oráculo y una herramienta amplia y eficaz para resolver problemas y para el crecimiento personal.

ÁRBOLES/ESENCIAS VEGETALES/PLANTAS

Die heilende Kraft der Bäume (La fuerza curativa de los árboles), Gisela Preuschoff, Knaur Verlag. Bastante información interesante acerca de los árboles y su energía curativa, e historias sobre el tema.

Kräuter für die Seele (Hierbas para el alma), Hermann-Josef Weidinger, Niederösterreichisches Pressehaus. Con razón se estima bastante a Weidinger en Austria, es un auténtico experto. Libro imprescindible para todos los amantes de las hierbas.

Das neue Bachblüten-Buch (Nuevo libro de las flores de Bach), Götz Blome, Bauer Verlag. Práctico, contiene abundante información novedosa, presentación sinóptica. Una fuente de hallazgos, tanto para principiantes como para avanzados.

Blütenessenzen für Körper, Geist und Seele (Esencias florales para el cuerpo, la mente y el alma), Michaela Pranter-Volek, Windpferd Verlag. Además de las flores de Bach, se explican también otras esencias, como por ejemplo las californianas. Fácil de comprender.

Die Perelandra-Blütenessenzen (Las esencias florales Perelandra), Machaelle Small-Wright, Knaur Verlag. Perelandra es una ciudad tipo Findhorn "made in USA". Aparte de instrucciones interesantes sobre la fabricación y los efectos de diversas esencias vegetales, ofrece información acerca de los seres sutiles de la naturaleza y cómo tratarlos adecuadamente.

Die kalifornischen Blütenessenzen (Las esencias florales californianas), Annette Frankenberger, Knaur Verlag. Libro acompañado de cartas, de fácil comprensión.

Die persönliche Magie der Pflanzen (La magia personal de las plantas), Belledame, Edition Tramontane. Reedición de un antiguo libro. Explicaciones acerca de las plantas desde un punto de vista astrológico. Adecuado para quienes quieran profundizar en los temas astrológicos.

ÁNGELES

Engel Mächte (Los poderes de los ángeles), H. D. Leuenberger, Bauer Verlag. Útil introducción al tema de los ángeles.

Das Licht der Engel (La luz de los ángeles), Ferry Lackner, Windpferd Verlag. Libro acompañado de cartas. Algo unilateral, pero basado en sólidas investigaciones y repleto de información práctica para la vida diaria. Me gusta trabajar con las cartas, favorecen una comprensión precisa. Explica las propiedades de los ángeles de una forma inteligible y da numerosos ejemplos prácticos para trabajar con ellos.

REACCIONES CURATIVAS/PROCESOS DE CURACIÓN INTEGRAL

Die wissenschaftliche Homöopathie (La homeopatía científica), Georgos Vithoulkas, Burgdorf Verlag. Un libro excelente sobre la enfermedad y la salud, escrito desde un punto de vista integral. Interesante no solo para homeópatas. Caro, pero rentable.

GEMAS CURATIVAS

Resulta difícil comentar cada libro en particular. Me gustan todos, porque contienen informaciones bien fundamentadas y se comprenden bien. Además de los que menciono, existen otros igualmente útiles en el mercado.

Verborgene Kräfte der Edelsteine (Los poderes ocultos de las gemas), Mellie Uyldert, Hugendubel.

Heilende Edelsteine (Gemas curativas), Reinhard Florek, Windpferd Verlag.

Edelsteine und Sternzeichen (Gemas y signos zodiacales), Sharamon Verlag.

Die sanfte Kraft der edlen Steine (El suave poder de las piedras preciosas), H. Johari, Windpferd Verlag.

Heilkraft mir der Stein verschafft (El poder curativo de la piedra), Lucy A. y Walter J. Beeler, Para Praktika Verlag.

LUGARES DE PODER

Orte der Kraft (Lugares de poder), Blanche Merz, Eigenverlag Institut de Recherches en Geobiologie, CH-1803 Chardonne (Suiza). Libro interesante, imprescindible para los interesados en la radiestesia y los lugares de poder.

Das Kultplatz-Buch (El libro de los lugares de culto), Gisela Graichen, Knaur Verlag. Inventario de lugares de culto y poder.

Unser Keltisches Erbe (Nuestra herencia celta), Inge Resch-Rauter, Teletool Edition, Wien. Muy entretenido. Explica los topónimos desde una perspectiva esotérica. Indicado para buscar por cuenta propia los viejos lugares de poder de los alrededores.

Magisch Reisen - Deutschland (Viaje mágico-Alemania), David Luczyn, Goldmann-Verlag. Otra guía de lugares de poder repleta de informaciones interesantes.

ANIMALES DE PODER

Karten der Kraft (Cartas de poder), Sama/Carsons, Windpferd Verlag. Libro acompañado de cartas. Lo tengo desde hace años y aún hoy no quiero prescindir de él, pese a haber editado yo mismo las cartas para la energía de los chakras.

Die Weisheit der Naturvölker (La sabiduría de los pueblos primitivos), Kenneth Meadows, Knaur Verlag.

Das Natur-Horoskop (El horóscopo natural), Kenneth Meadows, Knaur Verlag. El autor posee conocimientos sólidos sobre chamanismo. Sabe de qué habla y transmite una perspectiva espiritual auténtica.

INVESTIGACIONES RECIENTES SOBRE ENERGÍA VITAL

Das schöpferische Universum (El universo creativo), Rupert Sheldrake, Ullstein Verlag. Para determinar físicamente de dónde proceden los patrones curativos requeridos para fabricar las esencias reiki, y mucho más.

Die Entdeckung des Orgons I: Die Funktion des Orgasmus y *Die Entdeckung des Orgons II: Der Krebs* (El descubrimiento del Orgón I: La función del orgasmo y El descubrimiento del Orgón II: El cáncer), Wilhelm Reich, Fischer Verlag. Literatura básica relativa a las investigaciones sobre energía vital, terapia corporal y principios prácticos de espiritualidad. ¡Imprescindible!

Die Metamorphische Methode (El método metamórfico), Gaston St. Pierre y Debbie Boater, Plejaden Verlag. Excelente introducción al

sistema del método metamórfico. Describe también su trasfondo filosófico y sus efectos integrales de forma amena.
Otros autores interesantes: B. Heim, D. Bohm, F. Capra, H. Matayama.

INTERCAMBIO NATURAL
Das Tao des Geldes (El Tao del dinero), Walter Lübeck, Windpferd Verlag. Cómo manejar espiritualmente el dinero, la profesión y las posesiones. Útil para la vida diaria e importante para no perderse en el caos cotidiano. El éxito no consiste en tener más dinero, sino en aumentar al máximo la calidad integral de la vida.

AGRICULTURA NATURAL/RECIENTES INVESTIGACIONES SOBRE PLANTAS
Die Geheimnisse der guten Erde (Los secretos de la buena Madre Tierra), Tompkins/Bird, Knaur Verlag. Los mismos autores que redactaron el éxito de ventas internacional *La vida secreta de las plantas*. Excelentes investigaciones, abundantes informaciones de utilidad práctica y una buena bibliografía para seguir investigando. Tan fascinante como una novela.
Der Ruf der Rose (La llamada de la rosa), Dagny e Imre Kierner, Kiepenheuer und Witsch Verlag. Investigaciones muy interesantes sobre las (aún) increíbles propiedades de las plantas.

METALES
Verborgene Kräfte der Metalle (Las fuerzas ocultas de los metales), Mellie Uyldert, Irisiana Hugendubel. Conocimientos esotéricos sobre metales.

PÉNDULO
Pendel und Wünschelrute: Radiästhesie (El péndulo y la vara del zahorí: radiestesia), Tom Graves, Goldmann Verlag. Adecuado para iniciados. Muchas ideas e interesantes informaciones, ofrecidas por un experto.
Das Pendel-Handbuch (Manual del péndulo), Walter Lübeck, Windpferd Verlag. Curso para principiantes y libro de consulta para avanzados. Contiene toda la información importante. Amplio espectro de tablas pendulares que pueden utilizarse como oráculo.

PSICOLOGÍA Y PSICOTERAPIA
Intuitive Körperarbeit (Trabajo corporal intuitivo), Loil Neidhöfer, Transform Verlag. El autor es terapeuta SCAN y maestro de reiki.

Transmite nociones importantes para profanos y profesionales, tomadas de su amplia experiencia práctica con el trabajo corporal.

Körper, Selbst und Seele (Cuerpo, Yo y Alma), Jack Lee Rosenberg, Transform Verlag. Introducción exhaustiva a la psicoterapia actual que también abarca la espiritualidad.

Das Handbuch des Spirituellen NLP (Manual de la PNL espiritual), Walter Lübeck, Windpferd Verlag. PNL=programación neurolingüística. Aprenderás a conocerte a ti mismo y a otros y sabrás cómo, a partir de la citada comprensión, realizar intervenciones sanadoras. Métodos eficaces para fomentar el crecimiento personal.

Gestalttherapie Praxis (Práctica de la terapia Gestalt), Perls, Hefferline, Goodman, dtv/Klett/Cotta. La terapia Gestalt es uno de los pilares de la psicoterapia moderna. Contiene buenas informaciones.

Die alltägliche Trance (El trance cotidiano), Stephen Wolinsky, Alf Lüchow Verlag. Algunas personas viven siempre en las nubes, sin necesidad de alcohol ni drogas. El libro explica por qué y cómo acabar con eso.

Einverstandensein (Estar de acuerdo), Baginski/Sharamon, Windpferd Verlag. Muy apropiado para la integración de la sombra. Es posible adquirir una cinta con ejercicios para complementar las informaciones del libro.

Sistema Usui del Reiki

Die Reiki-Kraft (La fuerza reiki), Paula Horan, Windpferd Verlag. Numerosas ideas y estímulos interesantes para los practicantes del reiki.

Erfahrungen mit der Reiki-Kraft (Experiencias con la energía reiki), Brigitte Ziegler, Windpferd Verlag. Relatos de experiencias. Información sobre lo que el reiki puede hacer.

Reiki, guía práctica del sendero del amor curativo, Walter Lübeck, Sirio. Explicación detallada de todos los fundamentos de la práctica del reiki.

Reiki, el camino del corazón, Walter Lübeck, Sirio. La historia reciente del reiki. Informaciones prácticas sobre el reiki como método para la evolución espiritual en tres grados.

Reiki, la farmacia en casa, Walter Lübeck, Sirio. Más de cuarenta tratamientos integrales concebidos para sanar determinadas desarmonías. Se complementa con eficaces "recetas medicinales". Detalladas explicaciones acerca de la relación existente entre el reiki y la alimentación.

Reiki-Universelle Lebensenergie (Reiki-Energía Vital Universal), Baginski/Sharamon. El primer libro publicado sobre el tema. Transmite mucha información acerca del ambiente que crea el reiki.

Chamanismo/Huna

Der Stadt-Schamane (El chamán de la ciudad), Serge King, Alf Lüchow Verlag. Mezcla informativa y entretenida de PNL, Huna, chamanismo, etc.

Bahya - Einweihungsweg einer Schamanin (Bahya-El camino iniciático de una chamán), Greta Hessel, Transform Verlag. Una mujer de nuestro tiempo sigue la llamada de las fuerzas naturales y emprende el camino chamánico. Libro concreto, importante para quien pretenda vivir y practicar actualmente el chamanismo. Muy emocionante.

Das befreite Herz (El corazón liberado), Gabrielle Roth, Heyne Verlag. Una chamán de ciudad enseña los nuevos caminos de la curación tradicional.

Das Netz der Kraft (La red del poder), Kenneth Meadows, Irisiana-Hugendubel. El autor, ya citado en el apartado de los animales de poder, explica de modo comprensible y detallado numerosos instrumentos chamánicos.

Kahuna-Magie (Magia Kahuna), Max Freedom Long, Bauer Verlag. Un clásico del método Huna moderno. Entretenido y muy informativo.

Begegnung mit dem verborgenen Ich (Encuentro con el yo oculto), Serge King, Aurum Verlag. Abundantes informaciones valiosas sobre la Huna. Útil en la práctica.

Para más información:

Schneelöwe Verlagsberatung & Verlag
Panoramaweg, 4
D-8955 Aitrang
Alemania

ÍNDICE

Introducción 7

Cap. I - Los fundamentos del Reiki del Arco Iris 13
    El sistema Usui como fundamento del Reiki del Arco Iris 13
    Requisitos de primer grado indispensables para practicar
    el Reiki del Arco Iris 15
    Requisitos de segundo grado indispensables para practicar
    el Reiki del Arco Iris 16
    ¿Cuáles son las leyes que rigen el Reiki del Arco Iris? 17
    ¿Qué se entiende por sanación? 20
    Las tres etapas de la sanación integral 20
    Los tres componentes de la auténtica evolución espiritual 21
    Principios del Reiki del Arco Iris válidos para el trabajo
    energético y para nuestra forma de vida personal 24
    Actuar con responsabilidad: un tema importante en el
    marco del Reiki del Arco Iris 26
    El ritual del juramento luminoso 28

Cap. II - Sanar el aura y los chakras con el Reiki del Arco Iris 33
    ¿Qué hacer ante las reacciones sanadoras? 33
    Cómo reaccionar ante las inarmonías que te transmiten
        los pacientes 35

Cap. III - Mandalas Reiki del Arco Iris 51
    Figuras sanadoras para canalizar la luz y el amor
        hacia la tierra 51
    La génesis de los mandalas 52
    Hey loa, key loa, manaho lo: los múltiples efectos de
        una vieja canción sanadora 53
    Mandalas Reiki del Arco Iris hechos con vegetales 54
    Mandalas Reiki del Arco Iris hechos con cristales 57
    Los cuatro grandes mandalas para la
        sanación de los chakras 60

Cap. IV - El Reiki del Arco Iris y la cooperación con
los amigos de las dimensiones etéreas 71
    Los seres sutiles no son ídolos 73
    Bases teóricas para contactar y colaborar con los seres etéreos 74
    El principio del iceberg. Tu vida cotidiana se desarrolla
        donde se centra tu actividad consciente 76
    Los ayudantes etéreos: nuestros amigos invisibles 77
    También los seres humanos poseen un componente etéreo
        dotado de un gran potencial latente 78
    Reglas de conducta para tratar con los seres etéreos 80
    El Reiki como ofrenda 85
    Dirigirse a los seres etéreos del modo adecuado 86
    Ensayar la comunicación con los ángeles, animales
        medicinales y otros amigos exóticos 88
    La energía vital y tu Yo superior 91
    La sabiduría oculta de las plantas y los minerales 101
    Algunos ejemplos de colaboración con los seres etéreos ... 102

Cap. V - El Reiki del Arco Iris y el trabajo energético
con los lugares de poder 105
    Generalidades acerca de los lugares de poder 105
    Las diferentes propiedades de los lugares de poder 108
    Las diversas categorías de los lugares de poder 109

    Cooperación práctica con los lugares de poder 120
    Ejercicios básicos para efectuar trabajos energéticos con
    un lugar de poder... 120
    Identificar y usar las diferentes zonas de trabajo de un
    lugar de poder 126
    Regalos ofrecidos para el lugar de poder................................... 132
    La interconexión de los lugares de poder 134
    Cómo crear tú mismo un lugar de poder 134
    ¿Por qué habrían de crearse nuevos lugares de poder? 137

Cap. VI - Esencias reiki: un nuevo método para
aprovechar los poderes curativos de la naturaleza 139
    La historia de las esencias reiki.. 140
    El fundamento teórico de las esencias reiki............................. 141
    ¿Quién puede fabricar las esencias reiki? 144
    La preparación previa a la elaboración de las esencias reiki 144
    Instrucciones generales para la elaboración de las
    esencias reiki... 148
    La dosificación de las esencias reiki 150
    Elaboración y acción terapéutica de distintas esencias reiki.... 151
    Ejemplos de esencias de transformación
    de probada eficacia... 153
    Sugerencias para la aplicación práctica de las esencias reiki
    y consejos para su correcta utilización 166
    Una aplicación avanzada del método de las esencias reiki 167

Cap. VII - La aplicación práctica de las esencias reiki 169
    ¿Qué sucede cuando se emplea una esencia reiki? 169
    ¿Qué son las reacciones curativas?.. 170
    Los efectos de las esencias reiki sobre el entorno social 171
    ¿Cuándo hay que acudir al médico? 172
    La interacción de las esencias reiki con otros medicamentos .. 173
    Aspectos legales que es preciso respetar a la hora de
    administrar las esencias reiki a terceros 174
    Una restricción por mi parte 174
    Los cursos del Instituto Reiki-Do.. 175
    Cursos sobre esencias reiki para profanos 176

Apéndice 1 - Breve explicación de los cuatro campos
del aura y de los siete chakras principales 177
    Resumen del sistema energético etéreo del ser humano 177

Apéndice 2 - Experiencias con las esencias reiki
    Por Barbara Suhr, maestra reiki y naturópata 181
    La acción terapéutica de las diferentes esencias reiki.
    Ejemplos extraídos de mi experiencia práctica 186
    Por Anne Witt, naturópata y maestra reiki 189
    Observaciones generales deducidas de mis experiencias
    prácticas con las esencias reiki 200

Apéndice 3 - El reiki, el chamanismo y la cooperación
con las fuerzas curativas de la naturaleza 201
    ¿Qué es el chamanismo? 201
    ¿Qué no es el chamanismo? 202
    Mi camino con las fuerzas 203
    Las cartas de poder, cómo emplearlas en la resolución
    de los problemas vitales y en el trabajo chamánico 205

Apéndice 4 - Tablas pendulares 207

Apéndice 5 - Bibliografía comentada 227